Meier/Seemann · Die Grauen Panther

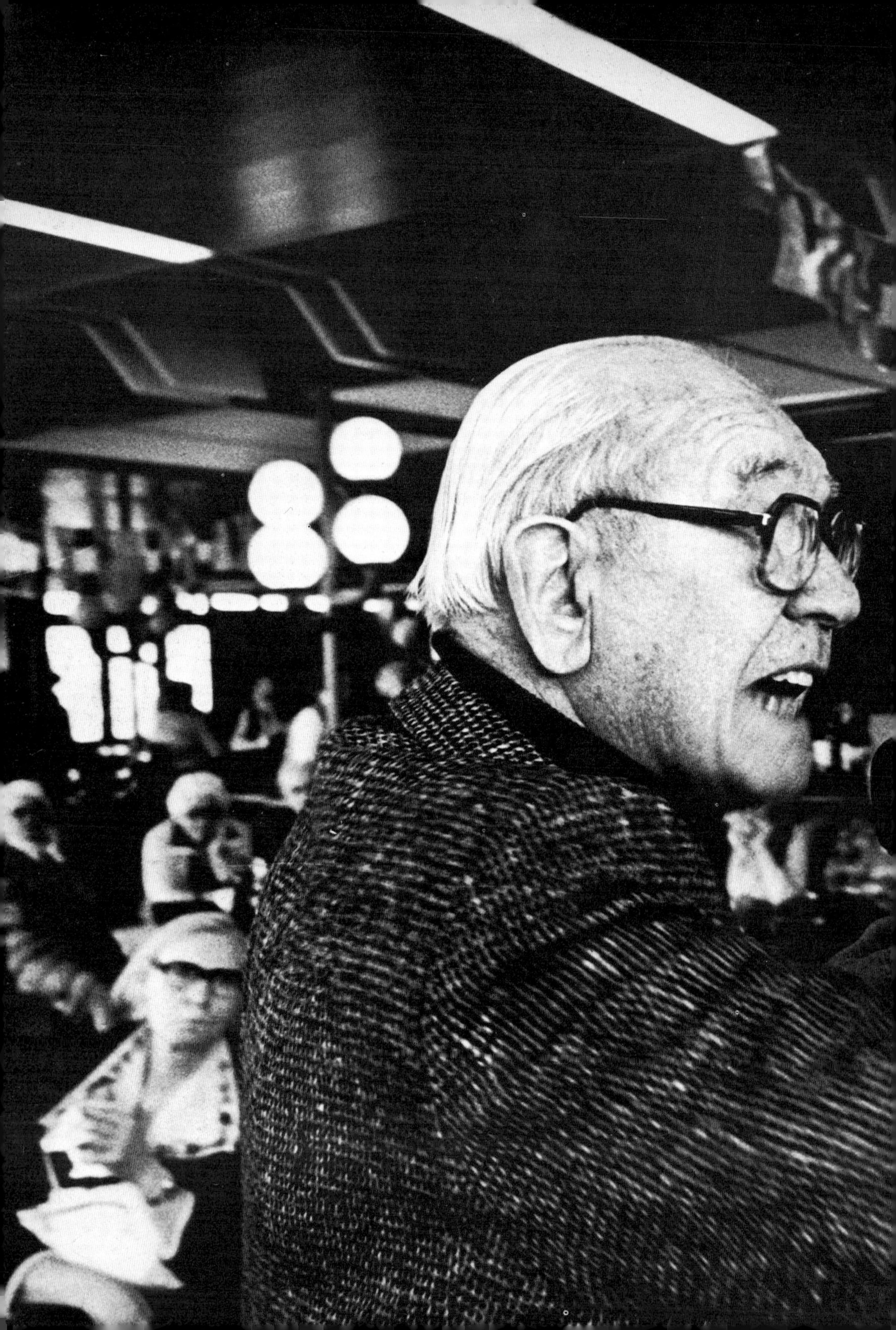

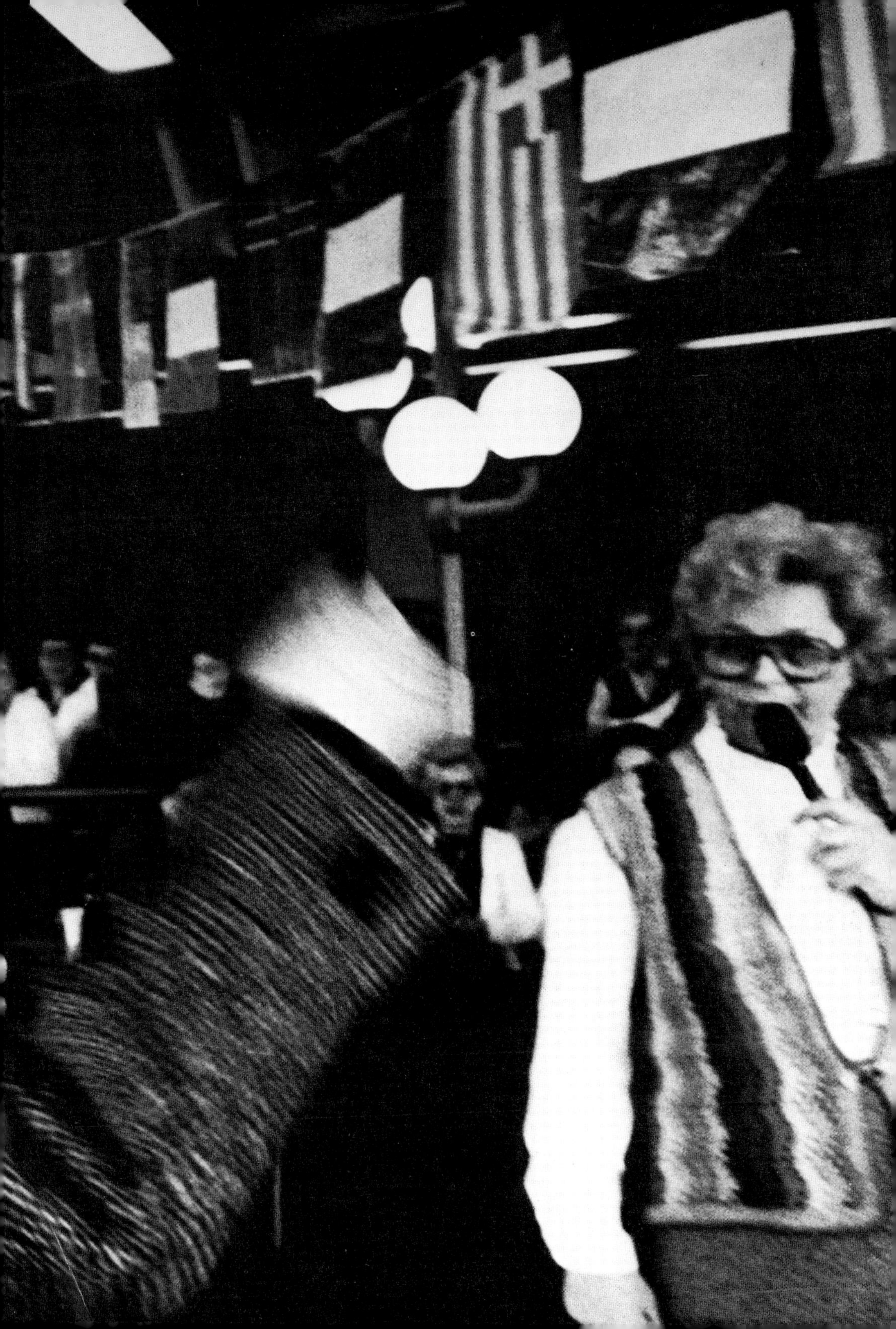

edition sozial
Band 2
Herausgegeben von Wolfgang Bergmann

Rainer Meier
Hans-Jürgen Seemann

Die Grauen Panther

Rebellion der Alten

Beltz Verlag · Weinheim und Basel 1982

Rainer Meier, Jahrgang 1955, ist Sozialpädagoge und Journalist.
Hans-Jürgen Seemann, Jahrgang 1956, Sozialpädagoge, arbeitet journalistisch und im sozialen Bereich.

Umschlagfoto: Signe Mähler, Heidelberg
Fotos: Rolf Pfeiffer, Dortmund; S. 17, 44, 62/63
Claus-Dieter Schmidt, Wagenfeld; S. 2/3, 24/25, 29, 36/37, 54/55, 66/67, 74/75, 88/89, 97, 106/107
Layout und Herstellung: Goldener Schnitt · Herstellungs-Service
7573 Sinzheim/b. Baden-Baden
Druck: Buchdruckerei Stock & Körber, 8750 Aschaffenburg
Printed in Germany
ISBN 3-407-85025-5

Inhaltsverzeichnis

Vorwort

Wie kann man als alternder Mensch in einer Gesellschaft leben, die in ihren Altenheimen schon die unheimliche Grabesruhe vollstreckt, die den Lebensabend einerseits verödet und ihn andererseits in merkwürdig-rührseligem Zynismus als „Lebensernte“ verklärt?
Wie kann man als alternder Mensch in einer Gesellschaft leben, die ihre Alten schon bei Lebzeiten so zugrunderichtet, daß der Tod kaum noch etwas hinwegzuraffen hat, die einerseits die Alten als neue Käuferschicht propagiert und sie andererseits in Ghettos versteckt?
Wie kann man sich als alternder Mensch plötzlich an einer Lebensphase erfreuen, von der man selbst nie eine andere Vorstellung, als die des „Vorhofs der Hölle“ gehabt hat und die mit Einsamkeit, Senilität, Krankheit und Elend gleichgesetzt wurde?
Wie kann man als alternder Mensch in einer Gesellschaft leben, die mit jedem Jahr mehr, die Erinnerungsfähigkeit des Menschen, sein geschichtliches Bewußtsein und die historische Vernunft als Reste einer endgültig vergangenen Zeit behandelt?
Wie kann man als alternder Mensch in einer Gesellschaft leben, die nur den flotten Alten, der lässig seine Krankheiten, seine Leiden und seine Melancholie verdrängt, erträgt, aber alle anderen Alten verleugnet?

Man kann es versuchen. Und es wird bereits versucht: in Deutschland am radikalsten, frechsten, lautesten und experimentierfreudigsten von den „Grauen Panthern“. Diese rebellischen Alten haben der gesellschaftlichen Zwangsvergreisung den Kampf angesagt. Sie machen Schluß mit der fügsamen Idylle des zerbrechlichen Alten, der wehr- und kraftlos alles mit sich geschehen läßt. Sie motzen gegen bedrohliche Fürsorglichkeit und konventionelle Sozialarbeit. Sie bieten Schutz vor Willkür, fordern Befreiung von Bevormundung und Aufklärung von Unwissen. Sie kämpfen gegen die altenfeindliche Justiz und Politik ebenso entschieden, wie gegen die „Wohlfahrtsmafia“ und alternative Jungakademiker. In die quälende Ruhe hinein stiften sie befreiende Unruhe. Sie lassen sich weder von der Betulichkeitskultur der Altentagesstätten einlullen, noch mit Wahlkampfgeschenken und Stillhaltepaketen erkaufen. Sie versuchen jetzt schon ihre Alternativen zu leben.

Seit sieben Jahren arbeitet von Wuppertal aus der „Senioren-Schutz-Bund“ gegen die Degradierung, Entrechtung und Entmündigung der Alten in allen Bereichen des gesellschaftlichen Lebens. In fast allen Städten haben sie Kontaktpersonen oder Außenstellen und es werden täglich mehr. Wer nicht mit ihnen rechnet, der wird sich verrechnen.

Dieses kleine „Lese- und Bilderbuch“ versucht einen ersten Eindruck von ihren Ideen, ihrer Programmatik, vor allem aber auch von ihrem Leben wiederzugeben. Unsere Darstellung verzichtet bewußt auf gerontologische Seziermesser, psychologische Fallbeile und politische Ein-, Aus- und Abgrenzungen.

Wenn dieses Buch ein wenig dazu beiträgt, die Wohlfahrtsverbände in ihrer Routine aufzuschrecken, junge Menschen an ihre Altersangst und Altersverdrängung zu erinnern und — nicht zuletzt — alte Menschen aus ihrer verzweifelten Apathie zu wecken und ihnen Mut zu machen, dann hat es seinen Zweck erreicht.

Juli, 1982

Rainer Meier/Hans-Jürgen Seemann

Die Geschichte der „Grauen Panther" 1975/76

Der Traum von einer großen Familie...

Sie hockten in der hintersten Ecke der Kneipe. Ab und zu drang ein lautes Wort oder ein Lachen durch die rauchige Luft und das schummerige Licht. Sie spielten sich die Selbstverständlichkeit des Hier-Seins vor: Hier, wo sonst nur junge Leute ihr Bier oder ihre Cola tranken, saßen auf einmal ein paar alte Leute.
Neugierige, erstaunte, aber auch bewundernde Blicke bei den Jugendlichen. Klar, „Die Börse" sollte eine „Begegnungsstätte für jung und alt" sein — wie es so schön in der Satzung des selbstverwalteten Kommunikationszentrums hieß — aber in der Regel reichte es doch nur für ein freundliches Nebeneinanderher. Sicher, einige ältere Wuppertaler hatten den Kampf der Jugendlichen um ein selbstverwaltetes Kommunikationszentrum tatkräftig unterstützt, aber selbst bislang wenig davon gehabt, außer der Anerkennung ihrer Kinder.
So wie Trude Unruh; sie hatte ihre beiden Söhne bereits bei deren Versuchen, ein Kommunikationszentrum auf die Beine zu stellen unterstützt. Aber jetzt galt es, „Die Börse" gegen Angriffe der CDU-Opposition im Stadtrat und bürokratische Übergriffe der Stadtverwaltung in Schutz zu nehmen. Einfach durch Dabei-Sein. „Ich dachte mir, wenn wir Alten da in der „Börse" hocken, dann hat es die CDU nicht mehr so

leicht, das ganze als ‚kommunistische Unterwanderungszentrale' zu diffamieren...“.
Es amüsiert sie noch heute, wenn sie erzählt, wie es ihr damals gelang, aus alten Menschen Barrikaden zu bauen. Die kann man nämlich nicht so einfach wegräumen. Diese Denkmäler stiegen von ihren Sockeln, schüttelten die Patina ab und mischten sich unter die verblüfften Bewunderer: das hatten die meisten Jugendlichen ihnen nun doch nicht zugetraut.
So saßen sie nun in der „Börse“: die 50jährige Trude Unruh, ihre über 70jährige Schwiegermutter, ein paar alte Freunde, Bekannte und ältere SPD-Genossen.
Unter der Hand wuchs aus der empörten Hilfsbereitschaft eine allmähliche Selbsthilfe: Wenn sie schon einmal da waren, konnten sie ja nicht die ganze Zeit als rüstige Gallionsfiguren und Protesthelfer Wache schieben. Trudes Schwiegermutter machte den Anfang. Da kam sie plötzlich auf den Tisch: die Angst vor dem Altenheim, dem Abgeschoben-Werden, dem Allein-Sein. „Obwohl wir damals wie eine Großfamilie zusammenlebten, traf mich diese Äußerung wie ein Schock“, erinnert sich Trude. Die Nachdenklichkeit, die folgte, ließ niemanden mehr los. Und das Klima damals in der „Börse“ ließ auch die heilsamen Wunden der Ausbruchsversuche nicht so schnell zuwachsen. Da war ein Stein ins Rollen gebracht...
Die ungewöhnliche Stammtischrunde traf sich von nun an öfters, immer in der „Börse“. Sie nahmen die Situation der Alten- und Pflegeheime in Wuppertal unter die Lupe. Von der Trostlosigkeit des Bildes, das sie aufdeckten, ließen sie sich jedoch nicht einschüchtern. Sie gründeten den „Senioren-Treff“ — zunächst als „Fluchtpunkt“ für Alleinseins-Kranke, Vergessene und solche, die ihr Abgeschrieben-Sein nicht auch noch müde und resigniert unterschreiben wollten.
Innerhalb weniger Wochen wurde aus dem fast privaten Alten-Stammtisch der selbstgestaltete „Senioren-Treff“; aus den 22 „Börsianern“ über 100 Senioren. Und jeden Mittwoch kamen mehr. Das „Wuppertaler Tageblatt (NRZ)“ schrieb damals über einen der Senioren-Nachmittage:

„Nach links, nach vorn, nach hinten, nach rechts...!“, singen die alten Leute und machen dabei rhythmische Verrenkungen, daß die behelfsmäßigen Klappstühle in allen Fugen knirschen. Auf dem Podest jongliert eine junge Show- und Gesangsbegabung halsbrecherisch mit Tönen... Der 73 Jahre alte Martin König handhabt da wie ein junger Gott das Akkordeon. Und der nicht viel jüngere Peter Recktenwald spielt die selbstgebaute und selbstentwickelte Messinggeige. Die Seniorinnen spielen mit Vorliebe am Mischpult... Sie haben auf ihre alten Tage die Technik entdeckt..." (7.6.1975)

Der allmittwochliche „Senioren-Treff" wurde allmählich auch zum Mittelpunkt anderer Wuppertaler Alten. Eine Menge Initiativen zweigten sich in von ihm ab: der „Talentschuppen", die Malgruppe, ein Schwimmverein, die Seniorenkapelle, eine Filmgruppe usw. Es war, als habe sich die isolierte und isolierende Not zu einem gemeinsamen Signal erhoben. Zur Kampfstimmung gesellte sich aber noch anderes, wie das „Lied vom dollen Walter" erzählt:

„Ein Mann, der kam in die Börse,
nach Ruhe nur stand ihm der Sinn.
Dort sah er so viele Frauen,
und schon war die Ruhe dahin.

Ahoi, liebe Börse, ahoi, ahoi
komm her zu dem Treffpunkt
ahoi, komm her, ahoi

Refrain:

Wenn der Martin dann spielt auf dem Schifferklavier,
ja, dann sind wir manchmal so still, ja so still,
weil dann jeder an seine Einsamkeit denkt,
die so gern er vergessen hier will.

Ahoi, liebe Börse, ahoi, ahoi!
Komm her zu dem Treffpunkt,
ahoi, ahoi!

Er dachte an seine Einsamkeit
und glaubte sich näher am Ziel,
doch leider fand er auch hier kein Glück
drum ging er nach Hause zurück.

Refrain:

Doch als eine zeitlang vergangen war,
da kam er zur Börse zurück,
denn er gab noch immer die Hoffnung nicht auf,
hier zu finden sein spätes Glück."

(nach der Melodie: „Wir lagen vor Madagaskar")

Am 29. Juni 1975 hatte der „Senioren-Treff" seinen ersten großen Auftritt: Es wurde zur „Familien-Party" eingeladen, „met Tanz end allem drüm end dran...". In allen Sälen, in der Kneipe und im Garten der „Börse" gab es den ganzen Tag gute Laune und Musik. Selbstorganisiert natürlich: Essen und Trinken, Musik und Tanz, Spiele und Tombola, Büchertisch und Verbraucherberatung, Flohmarkt und Talentschuppen.
Der Traum von der großen Familie: in der jeder sein Platz finden und mitmachen kann, wo Einsamkeit nur

noch eine böse Erinnerung ist. Der riesige Erfolg des Festes (einige tausend Besucher) katapultierte die Alten über eine neue Schwelle im wachsenden Selbstbewußtsein: „Selbermachen ist besser, als gemacht bekommen."

Als „Die Börse" im Juli 1975 für zwei Monate wegen Renovierung geschlossen wurde, zog der „Senioren-Treff" vorübergehend in die Volkshochschule. Hier mußten und konnte sie alles selber machen: das Herrichten des Saales, die Zubereitung und den Verkauf von Kaffee und Kuchen und das abschließende Saubermachen. Auf den Geschmack von Freiheit und Anstrengung gekommen, bestanden die Senioren beim Wiedereinzug in „Die Börse" auf Selbstbewirtschaftung; mit dem „Börsenwirt" waren sie ohnehin unzufrieden gewesen.

Auch wenn Fröhlichkeit augenscheinlich und unüberhörbar beim „Senioren-Treff" an erster Stelle stand und die „Börsen-Disco" dadurch lautstarke Konkurrenz bekam, waren die Anfänge nicht vergessen. Die Probleme der Alten wurden nicht unter den Heiterkeitsteppich gekehrt. Man wollte nicht Mittun im verordneten Schweigen über die Situation der Alten- und Pflegeheime. Schnell waren sich die Senioren einig: nur als Organisation konnten sie etwas gegen Mißstände unternehmen. Und so wurde am 26. August 1975 von 178 Besuchern des „Senioren-Treffs" in der „Börse" der erste „Senioren-Schutz-Bund" Deutschlands gegründet,

> „zur Entwicklung eines neuen Seniorenbewußtseins und Gemeinschaftsgefühls als wirksames Mittel gegen Resignation und Einsamkeit oder Isolierung."

Die Ziele drängten sich förmlich auf:

— Schutz vor Willkür
— Befreiung von Bevormundung
— Aufklärung von Unwissen

Ein Ereignis beschleunigte den sich organisierenden Unmut: die Stadt Wuppertal hatte 15 Bewohnern eines privaten Alten- und Pflegeheims, die — als Ergänzung zur Rente und zur Deckung der hohen Pflegesätze — notwenige Sozialhilfe gestrichen. Damit sollte der Umzug von Einbettzimmern in Mehrbettzimmer städtischer Alten- und Pflegeheime erzwungen werden. Offiziell hieß es, die privaten Pflegesätze seien zu hoch und in den städtischen Heimen noch billigere Plätze frei. Da wurde nicht nur nach „sachlichen und wirtschaftlichen Zwängen" (so heißt hierzulande eine staatlich anerkannte Form des Zynismus) geurteilt, sondern auch gelogen: zu diesem Zeit-

punkt waren weder Plätze in städtischen Heimen frei noch waren sie billiger.
Mehr noch: Bernt Westarp's privates Alten- und Pflegeheim, aus dem die Sozialhilfeempfänger vertrieben werden sollten, konnte Ein- und Zwei-Bett-Zimmer vorweisen, jeder Bewohner hatte eine eigene Klingel und einen Haustürschlüssel. Hausordnungen oder andere infantilisierende Maßregelungen gab es dort nicht. Ganz im Gegensatz zu den Alten- und Pflegeheimen der Stadt: dort durften die Alten in 8- und 10-Bett-Zimmern gemeinschaftlich vor sich hin vegetieren.
Der Hintergrund der städtischen Aktion: der Landschaftsverband Rheinland, der die Pflegekosten deckte, hatte verlangt, privaten Heimen keine neuen Bewohner mehr zuzuweisen. Selbst die, die schon in privaten Heimen wohnten, sollte in städtische „umverlegt" werden.
Mit Unterstützung des neugegründeten „Senioren-Schutz-Bundes" verklagten die betroffenen Alten- und Pflegeheimbewohner die Stadt Wuppertal auf weitere Zahlung der Zuschüsse. Der Sozialdezernent Platte urteilte, daß der Aufenthalt in privaten Altenheimen „Luxus" sei, den die Stadt nicht zu finanzieren brauche. Warum sollten die Wartesäle auf den Tod noch gemütlich sein? Leider sind die nackten Wahrheiten auch nicht anständiger als die bedeckten.
Als der Wuppertaler Sozialdezernent Platte einer schwer zuckerkranken 73jährigen Frau die Sozialhilfe verweigerte, um sie zum Umzug in ein städtisches Altenheim zu zwingen, war für den „Senioren-Schutz-Bund" eine Grenze erreicht: am 5. Februar 1976 zogen 150 Senioren in einem Schweigemarsch vor das Wuppertaler Rathaus, ließen sich auf den Treppen nieder und machten mit Schildern und dem „Bettuch der vertriebenen alten Dame" auf den Skandal aufmerksam. Erst als die rebellischen Alten auch noch die Stadtratssitzung mit Protestrufen unterbrachen, wurde den Politikern klar, daß die üblichen Besänftigungen und Vertröstungen nicht mehr griffen. Die alte Dame konnte zwar nicht wieder zurück in ihr altes Zimmer im „Haus Westarp" (sie starb wenige Wochen später), aber Oberstadtdirektor Platte „sorgte" in den anderen Fällen für die Zahlung der rückständigen Sozialhilfe.
Der „Senioren-Schutz-Bund" hatte den herrschenden Zuständen nicht nur Zähne und Krallen gezeigt, sondern auch zugebissen. Das dritte Lebensalter hatte einen — noch vergleichsweise bescheidenen — Sieg errungen.

Portrait — Trude Unruh

Trude Unruh (57), verheiratet, zwei Kinder, Gründerin und bis heute Vorsitzende des „Senioren-Schutz-Bundes"; ihr Name ist ihr Programm. Im letzten Jahrzehnt ist sie zum Symbol des Altenprotestes in Deutschland geworden. Als Kraft- und Ideenquell hat sie die Geschichte der „Grauen Panther" entscheidend geprägt. Vor ihrer politischen Aggressivität, die mit Lust und Härte Schläge in alle Richtungen austeilt, muß man sich auch in Zukunft in acht nehmen. „Wenn ich mir vorstelle, daß die Herren in Bonn und Düsseldorf noch mindestens zwanzig Jahre mit mir rechnen müssen..." — dieser Gedanke bereitet ihr sichtlich Vergnügen.

Als wir sie besuchen, frühstückt sie noch in Ruhe; ihre Wohnung liegt direkt über dem Club-Zentrum und der Bundesgeschäftsstelle des „Senioren-Schutz-Bundes". Sie läßt sich durch unsere Anwesenheit nicht stören und bittet uns Platz zu nehmen. Sie holt Geschirr und Besteck, schenkt Kaffee aus und reicht uns frische Brötchen. „Man hat ja schließlich noch ein Privatleben...", kontert sie unsere Bemerkung, daß es ungewöhnlich sei, sie nicht mitten im Getümmel des Club-Zentrums zu sehen. Sie hat es gern, eine gespielte „Anmache" einen Augenblick lang in der Luft hängen zu lassen, um zu zeigen, daß ihre Antwort ironisch ge-

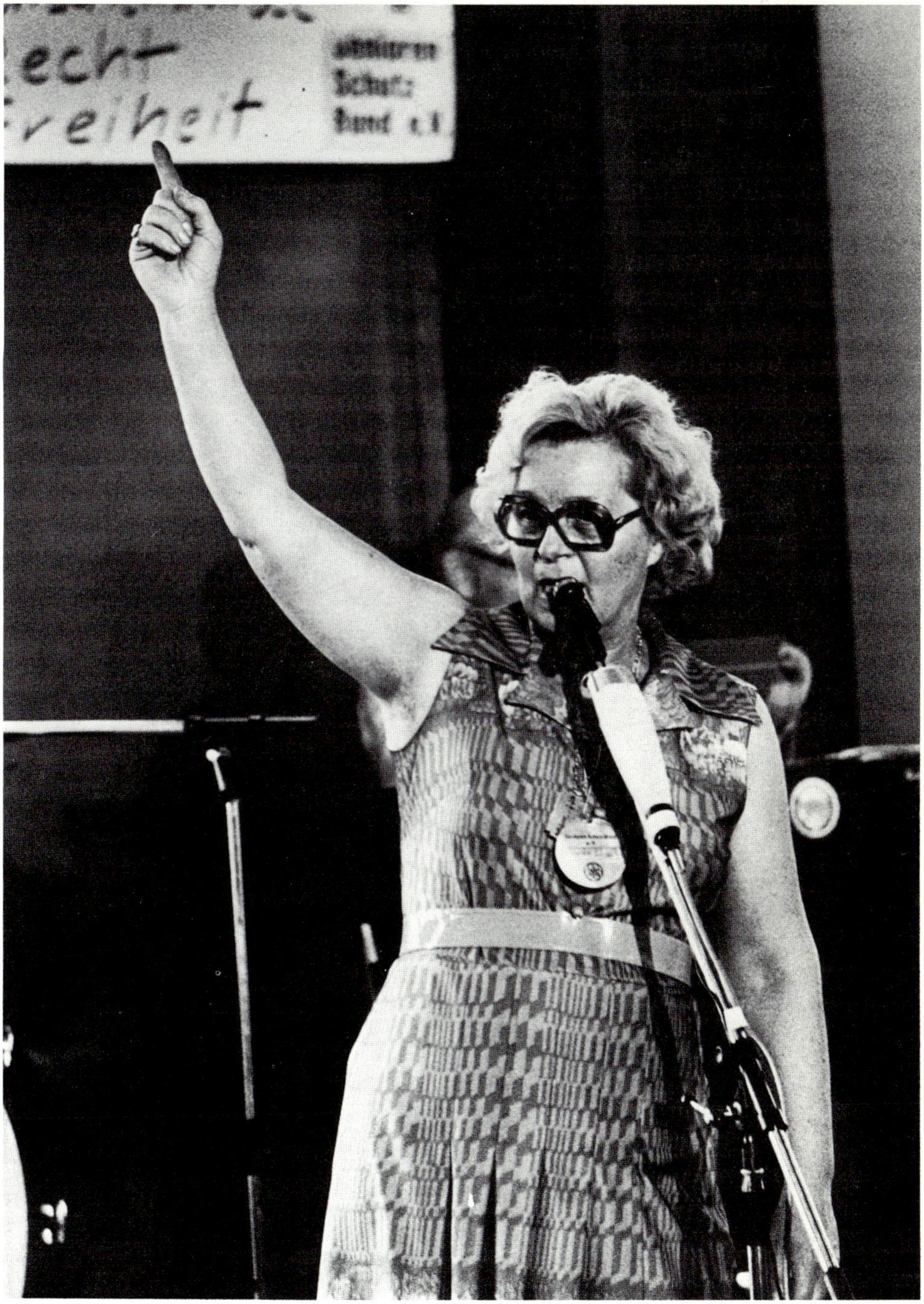

meint ist. Trude läßt gerne erst einmal jemanden aufprallen — um ihn dann umso freundlicher aufzufangen. Diese härtere Spielart der Ironie ist durchaus nicht unangenehm — wenn man mit ihr umgehen kann.

Trude fallen plötzlich die Blumen ein, die sie noch gießen muß: „Man kümmert sich immer um irgendetwas zu wenig", sagt sie lapidar. Wir unterhalten uns über die Treffsicherheit der Demonstrationssymbolik für eine der nächsten Aktionen: Sie will in KZ-Kleidung oder mit angesteckten Judensternen vor einem Gericht protestieren. „Aber das ist noch nicht gegessen...", kommentiert sie zurückhaltend ihre eigene Idee. Aus ihren jahrelangen Erfahrungen im Umgang mit Medien, spürt man sehr genau, wie sorgsam sie nach präzisen, aber auch grellen Präsentationsformen sucht: Da treffen sich Realismus und verschmitztes Spielbedürfnis. Sie weiß, wie sensationssüchtig die Medien nach solchen provokativen Symbolen schielen. Aber das stört sie genauso wenig, wie die Tatsache, daß derartige Symbole (Judenstern und KZ-Kleidung) schon oft benutzt und damit politisch verbraucht worden sind. Sie ist eher bereit — und das ist typisch — einen Überhang der Symbolkraft in Kauf zu nehmen, als die Wirkung des geplanten politischen Protest gegen eine altenfeindliche Justiz zu schmälern: „Wer für die Anerkennung der Alten kämpft, kann das nicht immer in gesetzten Worten tun. Auf unverschämte Zustände muß man auch unverschämt reagieren."

Konfliktscheu ist Trude ganz bestimmt nicht, sie riskiert gerne eine „dicke Lippe". Und das sie manchmal „unsachlich" im Umgang mit den Politikern und Funktionären ist, wie ihr eine große deutsche Tageszeitung vorwarf, dazu steht sie. Daß man, wenn man ein Ziel erreichen will — zumal, wenn es sich um ein politisches handelt —, darüber hinausschießen muß, liegt vielleicht in der Natur der Sache; sicher aber liegt es in der Natur von Trude Unruh. Für sie ist die Aufforderung zum „politischen Realismus" und zur „Realpolitik" nichts anderes als eine leere Phrase, eine nur Sinn suggerierende Formel für die Gummizelle der herrschenden Meinungen. „Wenn ich heute nicht fordere, was ich vielleicht erst in zehn Jahren erreichen kann, werde ich es vielleicht nie erreichen. Außerdem wird man mir sonst in zehn Jahren hämisch vorwerfen, ich hätte es ja nie gefordert."

„Sei realistisch, verlang' das Unmögliche!", könnte in Trudes politischem Stammbuch stehen. Dazu gehört jedoch bei ihr viel — auch durchtriebener — Humor: Fröhlichkeit und ausgelassene Spottlust sind bei ihr nicht nur Pausenbrot im

Politclinch. Trude übt sich nicht im politischen Zweckhumor, der den bitteren Geschmack „unpopulärer“ Entscheidungen versüßen soll. Auch die taktische Verstellung ist ihr nicht — wie in gewohnter Funktionärsmanier — zur zweiten Natur geworden. Sie fürchtet die Korruption — auch die eigene Korrumpierbarkeit wider Willen und haßt jeglichen Opportunismus. Ausgerechnet die Salonpolitiker, die oft nur noch Doubles ihres eigenen werbewirksamen Medienbildes sind, werfen Trude eine „Windhundgesinnung“ vor.

Die Anlässe dazu schuf sie selbst: Ihre enthusiastischen Stippvisiten in verschiedenen Partein während der sechziger und siebziger Jahre (von 1968 bis 1973 war sie Mitglied der SPD, von 1973 bis 1978 in der FDP, dann in Gruhl's „Grünen“ und schließlich in Fredersdorf's „Bürgerpartei“) endeten regelmäßig in Enttäuschungen. Die opportunistische Lähmung des Parteiapparates und die selbstzufriedene Borniertheit der Führerfiguren störten sie ebenso, wie die programmatische Arroganz in Frauen- und Altenfragen. So war für sie die Gründung des „Senioren-Schutz-Bundes“ eine logische Konsequenz des für sie sinnlosen Kampfes in den Institutionen: „Gegen solche Leute kann man nur mit offenem Visier ankämpfen“, meint Trude, immer noch mit Wut im Bauch. Die Wahrheit nicht gepachtet haben, sich den Luxus der Nachdenklichkeit leisten, Unverschämtheiten beim Namen und nicht nur beim Pseudonym nennen und Probleme — auch die eigenen — aufdecken, statt sie zuzureden, das sind ihre Prinzipien.

Trudes Ausstrahlungs- und Überzeugungskraft besteht zu einem guten Teil in ihrer Fähigkeit, offensiv mit eigenen und fremden Schwächen umzugehen. Den üblichen oppositionellen Kuhhandel, in dem nur die Schwächen des Gegners zur Sprache gebracht werden, die einem selbst nützlich sind, verachtet Trude. Ebenso die kleinkrämerische Mentalität derer, die noch ihre letzten politischen Prinzipien zum Ausverkauf, zwecks Machterhalt, anbieten. Beispiele dafür nennt Trude genug: das Verhalten der SPD zum NATO-Nachrüstungsbeschluß, die Parteispenden-Affäre, die Skandale um die Gewerkschaftsbosse der „Neuen Heimat“, die Berufsverbote...

Das alles ist leichter zu verstehen, wenn man, wie Trude, schon Gast, Mitglied und „enfant terrible“ aller gesellschaftlichen Schichten war. Sie wurde in Essen geboren und wuchs in einer KRUPP-Arbeiter-Siedlung im Kohlenpott, die noch von intensiver Nachbarschaftskultur und -hilfe getragen wurde, auf. Schon als junges Mädchen war sie im KRUPP-Konzern mit verantwortungsvollen

Aufgaben betraut und machte dort die Erfahrung, daß der Weg nach oben, immer auch mit Tritten nach unten erkauft wird. Sie hat die Karriere ihres Mannes zum fliegenden Unternehmensberater miterlebt und mitgemacht. Die ihr zugeschriebenen Repräsentationsrolle ließ sie jedoch weitgehend kalt. Nach einem über zehnjährigen Reiseleben mit Kindern und Schwiegereltern durch die gesamte Bundesrepublik während der sechziger Jahre an der Seite ihres Mannes sagte sie dann plötzlich: Ich will nicht mehr — und blieb in Wuppertal. Die eigene Überlastung traf sich mit der ihres Mannes, der sein Leben lang eine schwere Kriegsverletzung für die berufliche Karriere — die ihm Spaß machte — niederkämpfte. Beide entschlossen sich 1968 das gesellschaftliche und berufliche „highlife" um ein paar Stufen herunter zu schrauben.

Heute lebt er von Sozialrente und sie von einem Auto-Handel mit KFZ-Werkstatt, den Trude zusammen mit einem ihrer Söhne aufgebaut hat.

Im „Senioren-Schutz-Bund" konnte Trude endlich wieder an die in der Kindheit gelebte Gemeinschaftserfahrung — deren bauliche Substanz inzwischen ein Opfer sozialdemokratischer Sanierungspolitik geworden ist — anknüpfen. Der frühe soziale Aufstieg hat keine Spuren neureicher Arroganz hinterlassen und der berufliche Abstieg keine Minderwertigkeitsgefühle. Heute leben die beiden Unruhs wieder mit den Menschen zusammen, die sie mögen und die die Soziologen so unbeholfen „Unterschicht" nennen.

Die „Grauen Panther" sind ihre „Lebensaufgabe" geworden. Und wie andere Menschen Ruhe und Zurückgezogenheit brauchen, kann sie ohne die Arbeit und den Trubel bei den Panthern nicht leben. Aber auch für jemanden wie Trude, die Privatleben und polititsche Arbeit ganz gut auf einen Nenner bringen kann, gibt es Augenblicke, in denen sie sich mit einigen Anstrengungen ein Stück Privatleben „organisieren" muß. Denn oft genug kommt es vor, daß Helmut, ihr Mann, während des „Deutschland-Treffs" mit ironischer Melancholie und einem bißchen Ernst ans Mikrophon geht und den versammelten Panthern klagt: „Ihr habt mir meine Frau weggenommen...!"

Die Geschichte der „Grauen Panther" 1976

Ohne gute Laune kein neues Bewußtsein...

Die Aktionen des „Senioren-Schutz-Bundes" gegen die Vertreibung der Altenheimbewohner war zwar kein hundertprozentiger Erfolg in der Sache, aber sie hatten gelernt, daß es etwas nützt, sich zu wehren. Der publizistische Erfolg des Protestes erhöhte den unmittelbar praktischen: fast täglich bemühten sich Zeitungen und Zeitschriften, Rundfunk und Fernsehen um die rebellierenden Wuppertaler Alten. Sie wollten mehr von ihnen wissen, als die Hintergründe der Aktion und der Fall allein es hergaben. Die so beginnende Verbreitung der Ideen des „Senioren-Schutz-Bundes" löste eine Flut von Briefen und Anrufen aus. Viele alten Menschen, die da oder dort die Adresse des „Senioren-Schutz-Bundes" aufgeschnappt hatten, hofften einen neuen Kummerkasten gefunden zu haben. Seitdem kann man sich Tag für Tag im Büro des SSB durch einen Stapel skandalöser Heimgeschichten, breit dargelegter Rentenprobleme und Entmündigungs-Horror-Geschichten wühlen.

Die Aktivisten mußten zu unterscheiden lernen: nicht immer empörten sie sich zurecht über die tragische Geschichte eines Briefes und selten war den Betroffenen nur mit gerechter Empörung geholfen. Die erfolgreiche Unterstützung der Massenmedien setzte den „Senioren-Schutz-Bund" auch in Zugzwang, das eige-

ne Profil als Selbsthilfeorganisation zu akzentuieren. Man konnte unmöglich allen helfen; das Prinzip der „Gegenseitigkeitshilfe“ wurde zum Kriterium der weiteren Arbeit.
Der „Senioren-Schutz-Bund“ entwickelte sich seit der Aufdeckung des Wuppertaler Altenheim-Skandals langsam, aber unaufhörlich zur politischen Kraft. „Fröhlichkeit und Politik“ lautete seitdem das Programm; niemand wollte die Unterhaltungskarriere des „Senioren-Treffs“ in der „Börse“ als - überwundene Vergangenheit - abschneiden. Und niemand verspürte Lust, sich im angetragenen Marathon der Skandalverfolgung die Lunge aus dem Hals zu hetzen. Die rebellischen Alten vergaßen bei allem, *wogegen* sie antraten, nie, *wofür* sie eigentlich kämpften: „menschenwürdiges Altern“ sollte nicht länger nur eine Utopie sein. Ohne gute Laune kein neues Bewußtsein...
Schon bald nach dem skandalösen Auftakt, richtete der „Senioren-Schutz-Bund“ seine erste Bundesgeschäftsstelle in einem Raum des privaten Alten- und Pflegeheims „Haus Westarp“ ein. Es entstand ein neuer Programmpunkt: Alternativen zum Altenheim, Gedanken über Formen familienähnlichen Zusammenlebens von jung und alt. Begriffe wie „Seniorenpension“, „Altenwohngemeinschaft“ und „Rentnerkommune“ tauchten auf. Doch vorerst blieb es nur bei den Ideen.
Dafür versuchte der SSB bundesweit politisch Fuß zu fassen: Ende April 1976 trafen sie sich in Bonn mit fünf weiteren Seniorenverbänden und gründeten die „Aktionsgemeinschaft Deutscher Rentner- und Seniorenverbände (ADRS)“. Auf der Gründungsversammlung wurden drei parlamentarische Aktionsvorstöße beschlossen:

- die sofortige Anpassung der Renten an die gestiegenen Lebenshaltungskosten rückwirkend für die letzten 30 Monate und die regelmäßige Anpassung der Renten an die allgemeine Kostensteigerung
- die Einführung einer Witwer-Rente und die Aufstockung der Witwen-Rente
- (auf Antrag des „Senioren-Schutz-Bundes“) die Schaffung neuer Lebens- und Wohnformen. Private Initiativen, wie selbstverwaltete Seniorenhotels, Wohngemeinschaften, Wohnparks oder -zentren sollten gleichberechtigt als Alternative zu traditionellen Einrichtungen subventioniert werden.

Gerade der letzte Punkt war der Anlaß, am 20. Mai 1976 gemeinsam mit dem „Bund Deutscher Rentner e.V.“ in Köln zu demonstrieren. An diesem Tag wurde die Repräsenta-

tionsvilla (Baukosten: drei Millionen Mark) des „Kuratoriums Deutscher Altenhilfe" eröffnet. Für öffentliche Verschwendungslust gibt es keinen Paragraphen im Strafgesetzbuch. Die Wuppertaler Senioren störten die Einweihungsfeierlichkeiten mit Sprüchen wie *„Erst Menschenwürde — dann Repräsentation"* und warfen dem Kuratorium vor, ein Popanz zu sein: Ein wirkliches Bemühen um die Entwicklung von Modellen für menschenwürdiges Altern hätte es bisher nicht gezeigt. Schamlos trainierten die alten Menschen Autoritätsverletzung; seitdem gehört es zur politischen Routine des „Senioren-Schutz-Bundes", den nur repräsentierenden Wasserköpfen Beulen beizubringen.
Im Herbst 1976 beschloß der Rat der Stadt Wuppertal, das ehemalige Hotel „Wuppertaler Hof" in ein sogenanntes „Altenzentrum" zu verwandeln. Der „Senioren-Schutz-Bund" witterte seine große Chance: dort wollten sie endlich neue Formen des Zusammenlebens von alten und jungen Menschen in eigener Regie erproben. Der Stadt schlugen sie vor, in dem ausgedienten Hotel das Modell einer differenzierten Senioren-Selbstverwaltung zu entwickeln und erbaten sich lediglich eine miet- und energiekostenfreie Anlaufzeit von einigen Monaten. Die Renovierung wollten die Senioren selbst übernehmen. Der „Wupppertaler Hof" sollte zu einem riesigen „Senioren-Generationen-Treff" werden, ein Mittwoch-Nachmittag der Superlative für die ganze Woche: mit Café, Restaurant, Veranstaltungs- und Tagungsräumen, Schulungsmöglichkeiten, medizinischen und pflegerischen Dienstleistungen, aber auch mit Pensions-Zimmern, einer Alten-Wohngemeinschaft und sehr viel Platz für Eigeninitiative.
Aber die Stadt hatte andere Vorstellungen. Sie wollte aus den 21 Hotelzimmern 35 traditionelle Altenheimplätze machen, eine Altentagesstätte sollte das Bild des „Alten-Zentrums" abrunden. Die jährlichen Kosten wurden auf 685.000 Mark geschätzt, 100.000 Mark sollten aus dem Sozial-Etat kommen. Der „Senioren-Schutz-Bund" verhandelte mit der Stadt. Da aber reichte Elan und Wille der Senioren nicht aus. Die Stadt wollte „Sicherheiten". Also suchte der SSB einen „sicheren" Verwaltungsfachmann — und fand ihn: Bernt Westarp, Besitzer eines privaten Alten- und Pflegeheims in Wuppertal war bereit, zusammen mit den Senioren das Experiment zu wagen.
Doch die Stadt übte sich in politischem Totschweigen. Es schien ganz so, als wolle die Stadt nicht noch einen zweiten kommunalen Unruheherd riskieren: eine „Börse" war ihr genug. Und schließlich war die ja

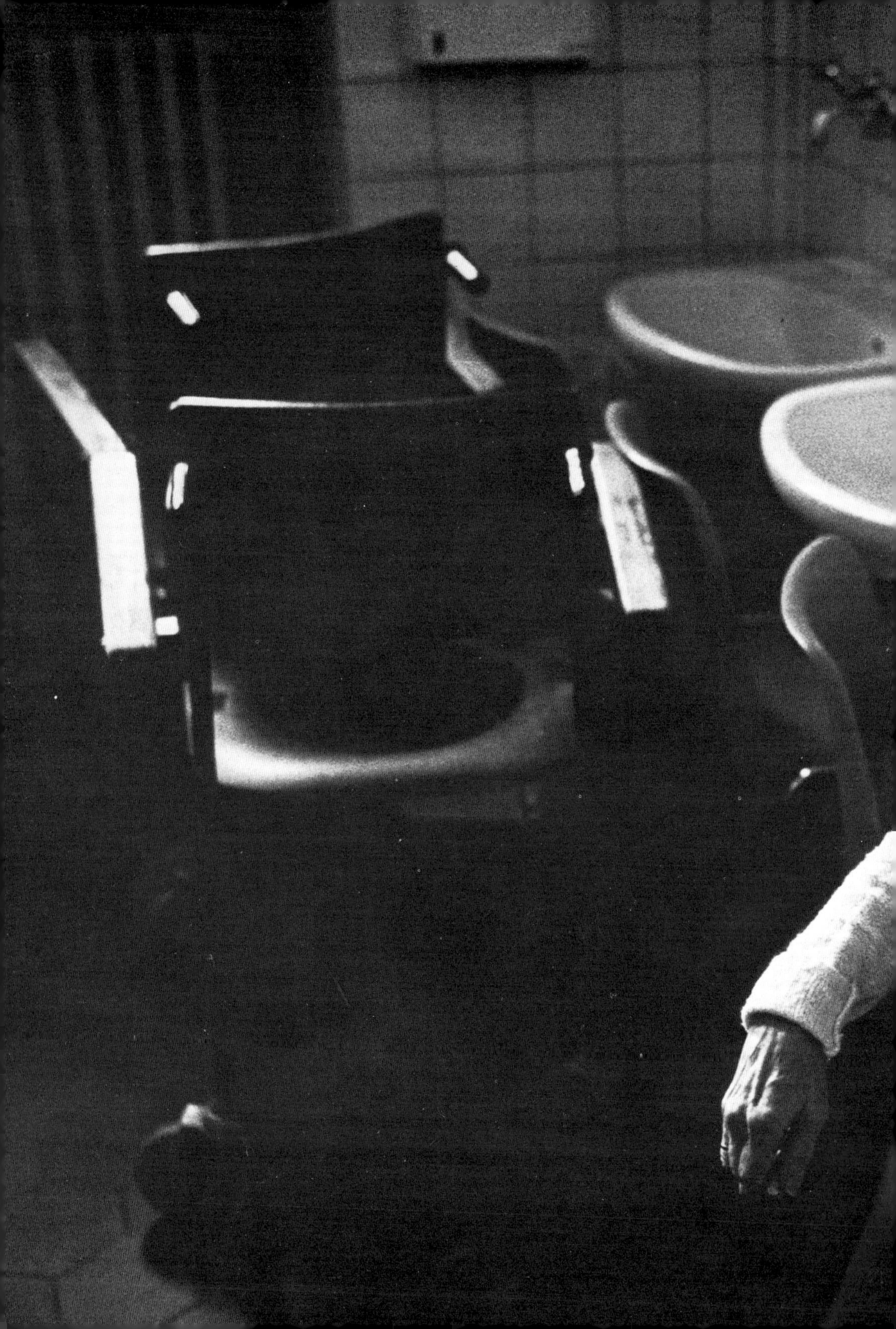

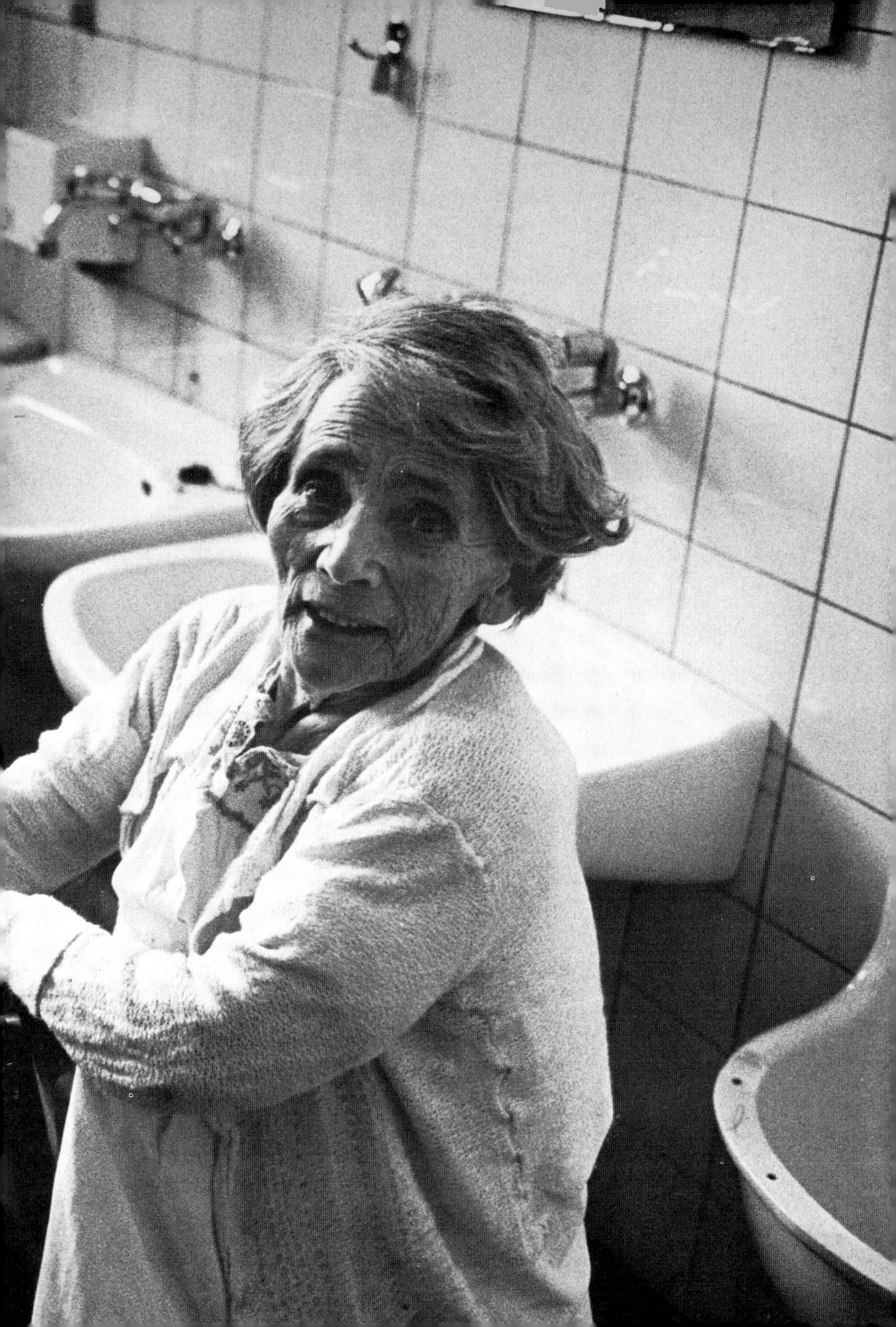

auch ein kommunikatives Experiment, an dem sich alt und jung beteiligten — oder etwa nicht?
Während die Diskussion über den „Wuppertaler Hof" in den Mauschelgründen der kommunalpolitischen Gremien verschwand, machte der „Senioren-Schutz-Bund" auf einen neuen Altenheim-Skandal aufmerksam, diesmal nicht in Wuppertal, sondern in Bonn. Und der sollte für die weitere Geschichte des SSB von zentraler Bedeutung werden: der Fall Brahms. Der 90jährige Johannes Brahms hatte in einem Altenheim des Deutschen Roten Kreuzes ein Zimmer. Als er sich beharrlich weigerte, die willkürliche Preisfestsetzung der Heimleitung zu zahlen — er sollte für ein nur zwei Quadratmeter größeres Zimmer 300 Mark mehr bezahlen — reagierte das DRK mit einer Räumungsklage.
Brahms ging vor Gericht, gewann nach zweijährigem Prozessieren und durfte bleiben. Von nun an hatte der ehemalige Landgerichtsdirektor und DRK-Präsident von Schleswig-Holstein keine ruhige Minute mehr. Er wurde als Querulant eingestuft, ständige Schikanen und vielfältige Beleidigungen gehörten zu seinem Alltag. „Der Herr Brahms ist etwas besseres — er möchte heute mit niemand reden" wurde da etwa am Frühstückstisch verkündet. Aus Angst vor Repressionen hielten sich viele an die Strafaktion der Heimleitung. Isolation war schon immer ein beliebtes Mittel der fortschrittlichen Folter.
Die Schikanen schlugen schließlich in schiere Quälerei um, als Brahms einen Unfall hatte und von der Heimleiterin stundenlang bewußtlos am Boden liegen gelassen wurde. Bevor ärztliche Hilfe geholt wurde, mußte sich der Bewußtlose fotografieren und von allen Pflegekräften, die eilig zusammengerufen wurden, als „abschreckendes Beispiel" vorführen lassen.
Dem „Senioren-Schutz-Bund" war klar: hier ging es um mehr, als „nur" um unterlassene Hilfeleistung. Am 18. Juni 1976 demonstrierte der SSB vor dem DRK-Altenheim in Bonn und forderte die „Aufhebung der Isolation und Diskriminierung" von Johannes Brahms und die Entlassung der Heimleitung. Die angegriffene Oberschwester erließ eine einstweilige Verfügung gegen den SSB, der im Schnellverfahren — ohne Vorladung oder Anhörung des Schutzbundes — stattgegeben wurde. Es kam zum Prozeß und der SSB durfte vieles nicht mehr sagen. Das zuständige Landgericht in Bonn wertete die „Berufsehre" der Krankenschwester höher als die eidesstattlichen Versicherungen von Heimbewohnern, ehemaligen Mitarbeitern und — Brahms Sohn. Trotz dieser

Niederlage kämpfte der „Senioren-Schutz-Bund" weiter; Arm in Arm mit dem ungeheuer mutigen Johannes Brahms. Auch ihm ging es längst nicht mehr nur um seinen Fall, sondern generell um das Recht auf ein menschenwürdiges Leben bis zum Tode.

Wieder einmal waren es die Medien, die die Wuppertaler Alten nicht im Stich ließen. Die Berichterstattung über den „Fall Brahms" sorgte für viele neue Mitglieder und zum Bekanntwerden fast ebensovieler neuer Skandale in Altenheimen. Einladungen zu internationalen Tagungen waren eine weitere Folge der Publizität. Man fing an, den Alten-Schutzbund und damit die Alten selbst, ernst und wichtig zu nehmen. Es gab einige Fernsehsendungen mit und über den Wuppertaler „Senioren-Schutz-Bund" und die ersten, politisch motivierten Austritte: Was der SSB im Fall Brahms gemacht hatte, war einigen nicht mehr lustig genug.

Trotzdem — oder gerade deswegen, der „Senioren-Treff" in der „Börse" drohte aus allen Nähten zu platzen. Über 250 Senioren trafen sich hier mittlerweile jeden Mittwoch-Nachmittag. Fast von selbst entstanden ständig neue Arbeits- und Interessengruppen: für Besuche im Krankenhaus und Altenheim, Haushaltshilfedienste, Telefonketten, selbstorganisierte Reisen usw.

Die Alten hatten sich endgültig aufgemacht, den grauen Alltag aufzubrechen.

„Deutschland-Treff"

Wuppertal-Grifflenberg, Mensa der Gesamthochschule: Wo sonst Studentinnen und Studenten lustlos bis wiederwillig das Kantinen-Essen in sich reinschlingen, sitzen heute Seniorinnen und Senioren bei Kaffee und Kuchen, Wein, Brötchen und Limo. Die Plastik- und Beton-Architektur ist für ein paar Stunden hinter bunten Wimpeln, Schildern mit selbstgemachten politischen Parolen, Kleiderständern und improvisierter Gemütlichkeit versteckt. Zwischen Reden, Gesprächen, Liedern, Vorträgen und Tanzmusik erklingt ab und zu der Schlachtruf der „Grauen Panther": „Immer dabei!".

Der „Deutschland-Treff", wie der fast schon legendäre Mittwoch-Nachmittag des „Senioren-Schutz-Bundes" seit seinem Umzug in die Mensa Ende 1977 heißt, ist die große, ständige und repräsentative Veranstaltung der „Grauen Panther". Jeden Mittwoch von 14 bis mindestens 17 Uhr treffen sich hier zwischen 100 und 300 hauptsächlich ältere Menschen, aber auch Gäste, Studenten, Medienleute und Altenpfleger unter dem Motto „Fröhlichkeit und Politik". Für einige Stunden ist der Mittwoch-Nachmittag aber auch der Anziehungspunkt für sympathisierende Alte, die hier zum ersten Mal — unter dem Schutz der Anonymität — erleben wollen, was

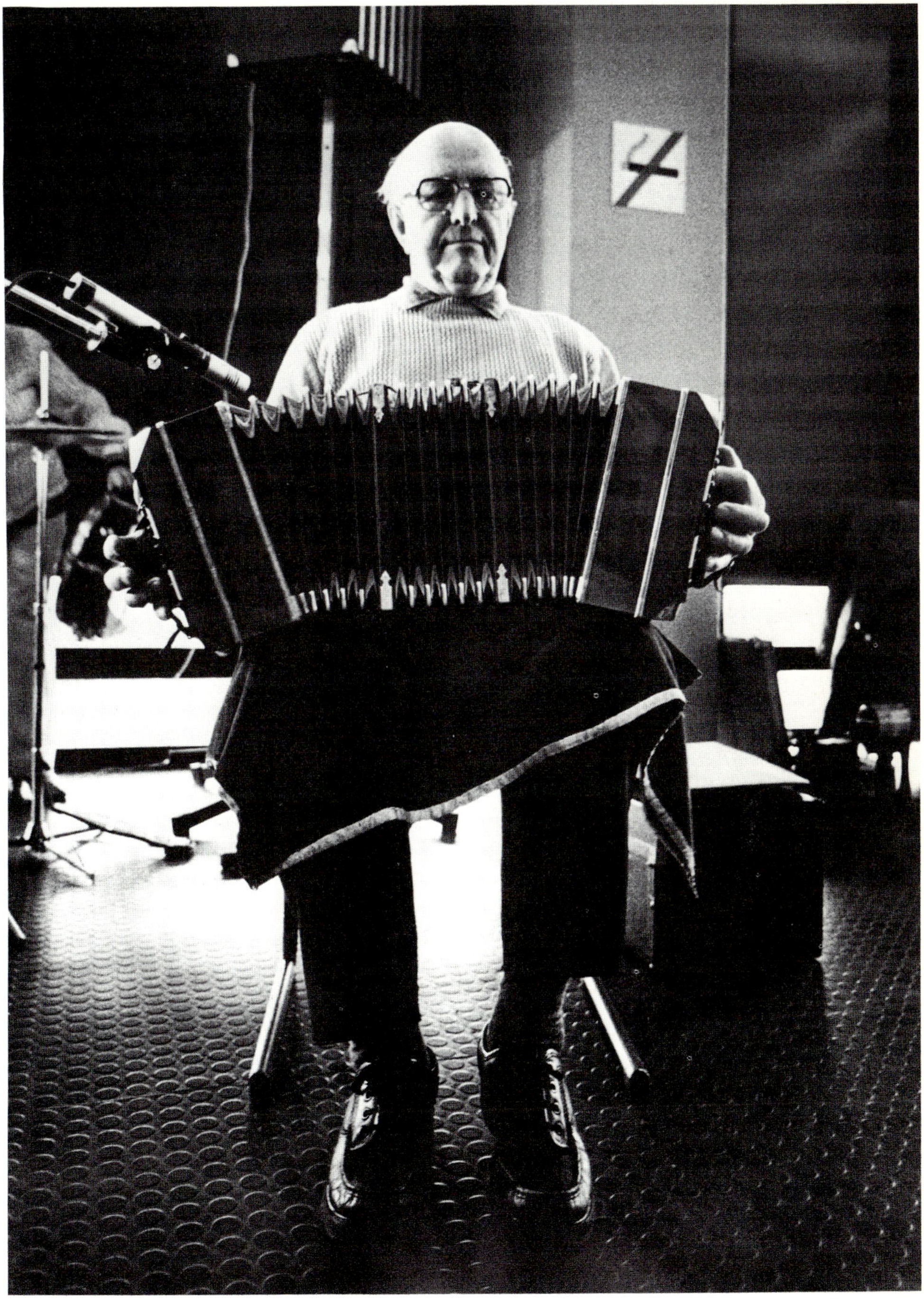

es heißt, ein „Grauer Panther" zu sein. Viele entschließen sich noch am gleichen Nachmittag Mitglied zu werden; andere verlassen fluchtartig den Saal, wenn Trude Unruh wieder einmal in ihrer Lieblingsrolle als politischer Conferencier deutlich macht, daß es hier nicht nur um Spaß und Dollerei geht.

Was auf die einen schockierend wirkt, zieht andere an: die ungewohnte Mischung aus heimatverbundener Unterhaltung, politischer Agitation, Kleiderbazar, Talentschuppen, Kleinkunst-Bühne, Kaffeeklatsch, Umschlagplatz für Informationen, Ball der einsamen Herzen, diskussionsfreudigem Forum und fröhlichem Tanzvergnügen. Das Klima des „Deutschland-Treffs" erinnert ein wenig an amerikanische Wahl-Partys — vor der Wahl. Aber im Unterschied zu diesen zweckoptimistischen Polit-Shows gibt es bei den „Grauen Panther" kein strategisches Dienstleistungsverhältnis zwischen Politik und Unterhaltung; weder das eine noch das andere ist nur Mittel zum Zweck.

Wem das nicht paßt, der kann ja gehen — sagen die Panther —, in den von ihnen initiierten städtischen „Wuppertaler Hof" oder das selbstverwaltete Kommunikationszentrum „Die Börse", wo zur gleichen Zeit ebenfalls Senioren-Treffs stattfinden — allerdings ohne Politik.

Humor als Medium der politischen Anstrengungen und Politik als alltägliche Form des schwarzen Humors gehören bei den „Grauen Panthern" zusammen. Aber es ist manchmal ein aggressiver, frontaler Humor: als eine Gruppe von Vikaren kam, um sich die aktiven Alten einmal aus der Nähe anzusehen, wurden sie ganz schön in die Zange genommen. Trude wollte von ihnen wissen, was sie eigentlich auf der Uni lernen würden, außer dem Bibelstudium und was das den Menschen nütze. Überrollt von solch einfachen aber radikalen Fragen, kamen die Vikare — wie andere vor ihnen auch schon — erst mal in's Schwitzen. „Wir sind doch alle hier, um uns gegenseitig zu belehren", meinte Trude daraufhin schelmisch. So frontal und aggressiv der Humor der Panther und die Vorstellung der Gäste manchmal auch sind, so ausgleichend-versöhnlich werden die Besucher dann auch mit dem „Immer dabei!"-Ruf entlassen — für manche mag es wie eine Erlösung klingen...

Trotzdem sind die Panther froh über die vielen Besucher beim „Deutschland-Treff", der um so gelungener ist, je „generaltrubeliger" es dort zugeht. Da kommen Studenten, die ihre Examensarbeit über ein Altenheim schreiben und sich bei den „Grauen Panthern" Anregungen holen wollen, Presseleute, die meist mit viel Sympathie Material über die rebellischen Alten sammeln, Alten- und Krankenpfleger(innen), die vor Ort über die Möglichkeiten der Aktivierung von alten Menschen diskutieren möchten und auch viele junge Leute, die in den Panthern ihren eigenen Traum von einem menschenwürdigen Altern wiedererkennen. Aber es kommen auch alte Menschen aus anderen Städten, die neugierig sind und lernen wollen, *ihren* Traum von einem schönen Alter(n) zu träumen. Dafür gibt der Mittwoch-Nachmittag reichlich Anschauungsunterricht.

Das ist wichtig und gut, denn Geduld ist für alte Menschen bei der Realisierung ihrer Wünsche tödlich.

Mit „falschen“ Freunden wird allerdings kurzen Prozeß gemacht: als sich eine sozialdemokratische Frauengruppe bei den „Grauen Panthern“ Beifall für ihren merkwürdigen Protest gegen fehlende Pflegekräfte in einem Altenheim holen wollte — sie hatten die Station wegen Personalmangel kurzerhand geschlossen und die Alten auf anderen Stationen untergebracht — wurden sie mit Pfiffen und Buhrufen kritisiert. Daraufhin zogen sie es vor zu gehen. Sie wurden nicht aufgehalten...

Die „Grauen Panther“ wollen menschlich sein, auch und vor allem den eigenen Mitgliedern gegenüber: als Lene zum ersten Mal durchs Mikrophon und vor über 200 Alten sprach, wurde ihre Premiere freudig beklatscht. Wie für Lene, ist für viele der Mittwoch-Nachmittag die erste Gelegenheit in ihrem Leben, Selbstbewußtsein im öffentlichen Auftritt zu proben. Sie müssen allerdings damit rechnen, daß ihr roter Kopf noch röter wird, weil jemand ruft: „Du hast aber heute eine gute Durchblutung...“. Die „Grauen Panther“ ignorieren nicht die eigene Scham, im Gegenteil: im freundlichen Lachen kann sich die Scham einmal so richtig ausglühen.

Auf dem Boden eines solchen Klimas gedeihen viele selbstgemachte Limericks, Gedichte, Witze, Lieder, Moritaten, kleine Anekdoten und Geschichten. Alles Selbstgemachte bekommt hier eine Chance — und die dazu gehörige Aufmerksamkeit.

Der Mittwoch-Nachmittag ist ein weitläufiges Areal für eine Atmosphäre zwischen warmer Höflichkeit und burschikoser Anmache. Zwischen beidem vermittelt das „Flachsen“, eine derbe, typisch bergische Mischung aus Ironie, Blödelei und augenzwinkerndem Humor. Kurz hintereinander kann man hier tribunalmäßige Redeschlachten und gemütlichkeitsheischende Schunkelkultur erleben.

Die Zähflüssigkeit alternativer Jugendkulturen könnte sich an den

„Grauen Panthern" ein Beispiel nehmen: da gibt es weder Angst vor der eigenen Courage noch die sonst bei Altennachmittagen herrschende Langeweile-Lähmung. „Sich in Stimmung bringen" gilt bei den forschen Alten nicht als verachtungswürdige Heiterkeitskrücke oder Zwangshumor. Polonaisen, Heimatlieder, Moritaten und Walzer — sogar der „Ententanz" — geraten bei ihnen nicht zwangsläufig in eine Ausübung des Frohsinn-Terrors. Jeden Mittwoch demonstrieren sie, wie sie den Spieß der karnevalesken Spießbürgerlichkeit umdrehen: Die Oma muß nicht erst im Hühnerstall Motorrad fahren, um Freiheit und Abenteuer zu erleben...

Trotzdem gibt es auch bei den „Grauen Panthern" eine ganze Menge, fast quietschvergnügter Lebendigkeit zu bestaunen: Den Opa, der in seiner Begeisterung das Tanzbein so energisch schwingt, daß er sich zwischendurch zum Luftholen hinsetzen muß oder die Oma, die in einem Anflug gespielter Frivolität, ihren Rocksaum ein paar Zentimeter mehr hebt, als es der Scherz gebraucht hätte und der Anstand gebietet. Natürlich wird auch ihr Schreck über die eigene „Lasterhaftigkeit" mit einem Extra-Lacher honoriert.

Viele, unverzichtbare Einzelakteure runden das Bild vom Mittwoch-Nachmittag ab: etwa Hedi, die Sängerin, Texterin und Komponistin der „Rasselbande", wie sich die Sing- und Kabarettgruppe der „Grauen Panther" selbstbewußt nennt. Hedi ist Spezialistin für eindeutig-zweideutige Scherze und spielt gerne mit Trude vor dem Mikrophon Katz und Maus. Oder der „Senioren-Chor", der gar nicht schüchtern, sondern ganz schön stimmgewaltig, aber auch leise bergische Heimatlieder intoniert, die dann von den anderen leise mitgesummt werden. Und immer wieder findet sich auch jemand, der etwas Privates mitzuteilen hat, einem Geburtstagskind Glückwünsche und ein Ständchen bringt oder an den fälligen Besuch eines Freundes oder einer Freundin im Krankenhaus erinnert. Da werden Grüße von reisenden Panthern oder Mitgliedern anderer Städte vorgelesen, über preiswerte Rentner-Reisen und -Pensionen die neusten Informationen ausgetauscht; da muß schnell noch jemand einen Witz loswerden. Aber da wird aber auch vom plötzlichen Tod eines Freundes oder Freundin gesprochen...

Die Stimmung während der Mittwoch-Nachmittage ist freundlich, aufgeschlossen und kommunikativ. Aber Trude läßt keinen Zweifel daran — wenn ihr die Privatgespräche an den Tischen zu laut werden —, daß der „Deutschland-

„Sehr geehrte Herren!
Von der Leiterin eines Seniorenheimes erfuhren wir erstmals von der Existenz der ‚Grauen Panther'. Nun war Näheres aus einem Artikel in „NEUE POST für die Frau" zu erfahren. So wende ich mich an Sie im Auftrag meines Bruders Siegfried S. (86), der im Wohnstift bei Kaiserslautern wohnt. Was die Unterbringung und Wohnlage betrifft, gefällt es ihm gut dort, doch er steht wegen des Konflikts mit einem Pfleger, der ihn nach Aussage meines Bruders tätlich angegriffen und beleidgt hat unter nicht mehr erträglicher Belastung. Seine wiederholten Beschwerden bei der Leitung hatten keinen Erfolg, so daß mein Bruder dem seelischen Druck entgehen und eine neue Unterkunft suchen will bzw. muß. Ich helfe ihm bei der Suche nach einem neuen Heim, was bei diesem Alter sicher nicht leicht ist, obwohl er nicht pflegebedürftig ist. Er teilte mir heute wieder mit, daß er kaum sein Zimmer verläßt, weil ihm die Begegnung mit dem Pfleger unerträglich ist.
So wende ich mich an Sie mit der Bitte, ob Sie da nicht helfend eingreifen können. Die Schwester o.g. Heimes — sie bat uns, den Namen nicht zu nennen — hat uns Sie empfohlen, da sie Ihre Aktivitäten sehr schätzt.
Ich wäre Ihnen sehr dankbar, wenn Sie sich direkt an meinen Bruder... wenden würden, um von ihm den Vorgang, der ihm den Aufenthalt unerträglich macht, zu erfahren.
Mit bestem Dank für Ihre Bemühungen im voraus
Ihr..."

Treff" der „Grauen Panther" kein Unterhaltungsnachmittag mit Polit-Garnitur ist: „Wer sich ausdauernd unterhalten will, soll doch bitte in's Club-Zentrum gehen..." Das Kommen und Gehen, von und zu den Tischen zeigt, daß hier niemand alleine ist und einsam bleiben muß.
Bei den sporadischen Partnervermittlungshilfen wird am deutlichsten, wie wenig sich die „Grauen Panther" vom Konventionellen knebeln lassen: Einsamkeit wird als Einsamkeit ausgesprochen und Herzensnot wird gelassen so formuliert: „Der Theo hier ist noch neu bei uns und der sucht eine flotte Frau — also bitte liebe Freundinnen. . ." Auch wenn Theo in anbetracht solcher Offenheit vorschnell errötend abwinkt, erinnert ihn Trude doch daran, daß er jetzt nicht kneifen kann. Mit fast jüdischem Humor werden da Kupplungen anvisiert und vorbereitet, vieldeutige Blicke ausgetauscht. Später im Club-Zentrum wird sich dann zeigen, was daraus geworden ist. Sicher, es gibt auch unter diesen alten Menschen immer noch viel zu viele, die den Mythos der Geschlechtslosigkeit im Alter ernst nehmen und manchmal krampfhaft versuchen, sich daran zu halten. Aber es gibt immer noch mehr Gelegenheiten umzulernen . . .
Wahrscheinlich ist der Mittwoch-Nachmittag der „Grauen Panther" für viele Wuppertale Alte deshalb so attraktiv, weil sie hier bei der Programmgestaltung mitmachen können, aber nicht müssen. Natürlich gibt es auch hier wahre Unterhaltungsmatadore, Einzelkämpfer in allen Disziplinen der Fröhlichkeit und Alleinunterhalter, die den harten Kern der Humorigkeit sicherstellen. Aber für den Anlernling in Sachen Selbstbewußtsein, Selbstdarstellung und unterhaltsamer Selbstinitiative bleibt mehr, als nur der obligatorische Mitgestaltungsrest. Hier gilt: „Wer will, der kann!" und nicht „Wer kann, der darf!" Und wenn Helmut, der bullig-große Mann von Trude wieder einmal über und über mit Damenkleidern behangen, herausfordernd durch die Mensa flaniert und seinen Anteil zur fröhlichen Frivolität beiträgt, ist manch einer schon eher bereit, ein paar Mark für die gespendeten Kleider springen zu lassen. Damit wäre der Zahlung der Ölrechnung für das Club-Zentrum wieder ein wenig auf die Sprünge geholfen.

Portrait — Hedi Kepper

Sie ist klein und drahtig. Meist ist sie in Bewegung, lacht, scherzt, singt oder stimmt ihre Gitarre. Sie ist wirklich „Immer dabei!“, wenn es bei den „Grauen Panthern“ um Fröhlichkeit geht.

Hedi gehört zu den Frauen der ersten Stunde. Schon in der „Börse“ gestaltete sie Mittwoch-Nachmittage des „Senioren-Treffs“. Dabei war ihr damaliger Einstand nur widerwillig zustande gekommen: Ein Mitglied hatte sie eingeladen. Sie kam, spielte und blieb. Nicht weil ihre Unkosten erstattet wurden, sondern weil ihr diese Art von Unterhaltung und Publikum gefiel. In Wuppertal ist sie schon lange als Stimmungssängerin bei Karnevalsveranstaltungen bekannt. „Ich bringe die Leute auf die Tische“, sagt sie noch heute mit energischem Stolz. Hedi's Sohn und Schwiegertochter sind ebenfalls bei den „Grauen Panthern“: Er hat den Panthern die Verstärkeranlage gebaut und sie singt ab und zu mit.

Hedi, der Humorquell, ist privat durchaus ein ernster Mensch und das Lachen ist für sie nicht nur Naturell. Menschen fröhlich zu stimmen ist für sie „eine echte Aufgabe“. Und eine Aufgabe kann auch schon mal mühsam sein, gibt sie zu. Das heißt natürlich nicht, daß sie zu den traurigen Clowns gehört, aber die hunderte von Nachmittagen, die sie mittlerweile schon mit der „Rasselbande“

(der Kabarett- und Singgruppe der „Grauen Panther“) gestaltet hat, dämpfen ihren künstlerischen Elan unter der Last der Veranstaltungsroutine ein bißchen. In solchen Fällen nährt sie sich von der Begeisterung des Publikums, das Wiederholen im Repertoir klatschend einklagt. Am meisten Spaß machen ihr Verkleidungsfeste: als Schuljungen, Tramps oder Spanier ausgestattet, bekommen die Einlagen der „Rasselbande“ eine theatralische Note. Die Kostüme werden überwiegend von ihr selbst entworfen und mit den anderen zusammen geschneidert. In ihrer Küche sieht es aus wie in der Garderobe eines Theaters: überall hängen Kostüme und die Schränke sind voll mit Verkleidungs-Requisiten. Sie fühlt sich wohl dabei. Obwohl, sie stöhnt auch unter der Belastung, mit der die ganzen Aktivitäten im „Senioren-Schutz-Bund“ für sie verbunden sind. „Nein“, zu sagen, fällt ihr „furchtbar schwer“, vor allem, „wenn ich so nett gebeten werde“. Sie weiß, wie wichtig sie für den „Senioren-Schutz-Bund“ ist: ohne die von ihr inspirierten musikalischen Aktivitäten wäre die SSB-Kultur gar nicht denkbar. So eine wichtige Position ist natürlich auch eine Versuchung, doch Hedi's Stolz und musikalische Begeisterung sind so direkt und unmittelbar, daß sie keinen arroganten Zuckerguß braucht.

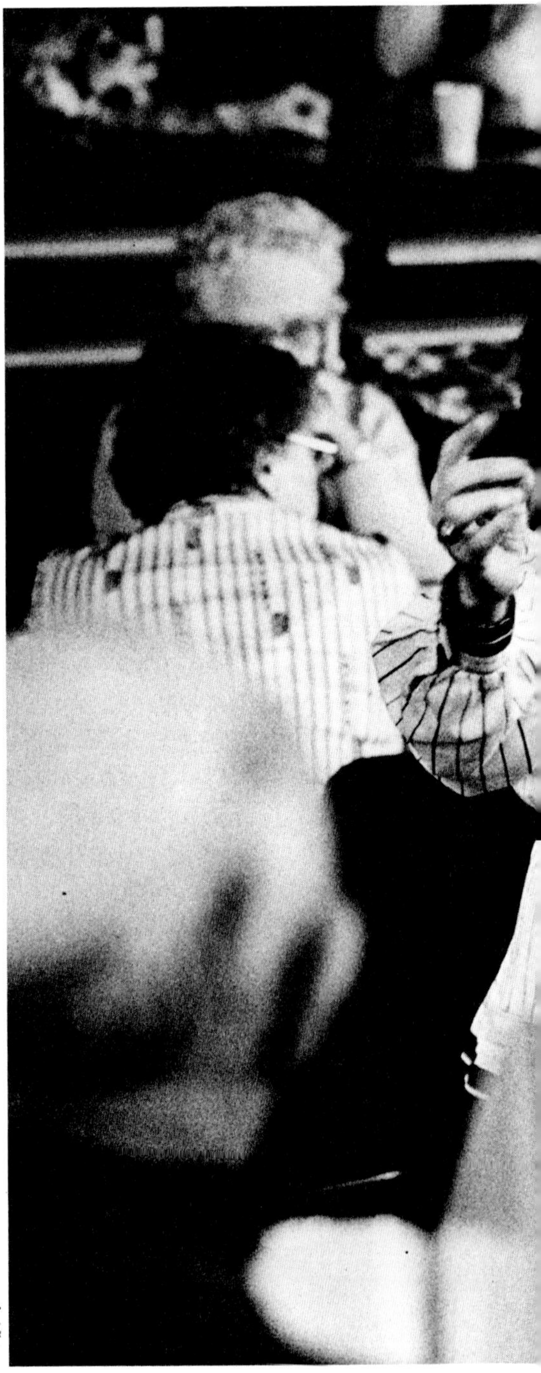

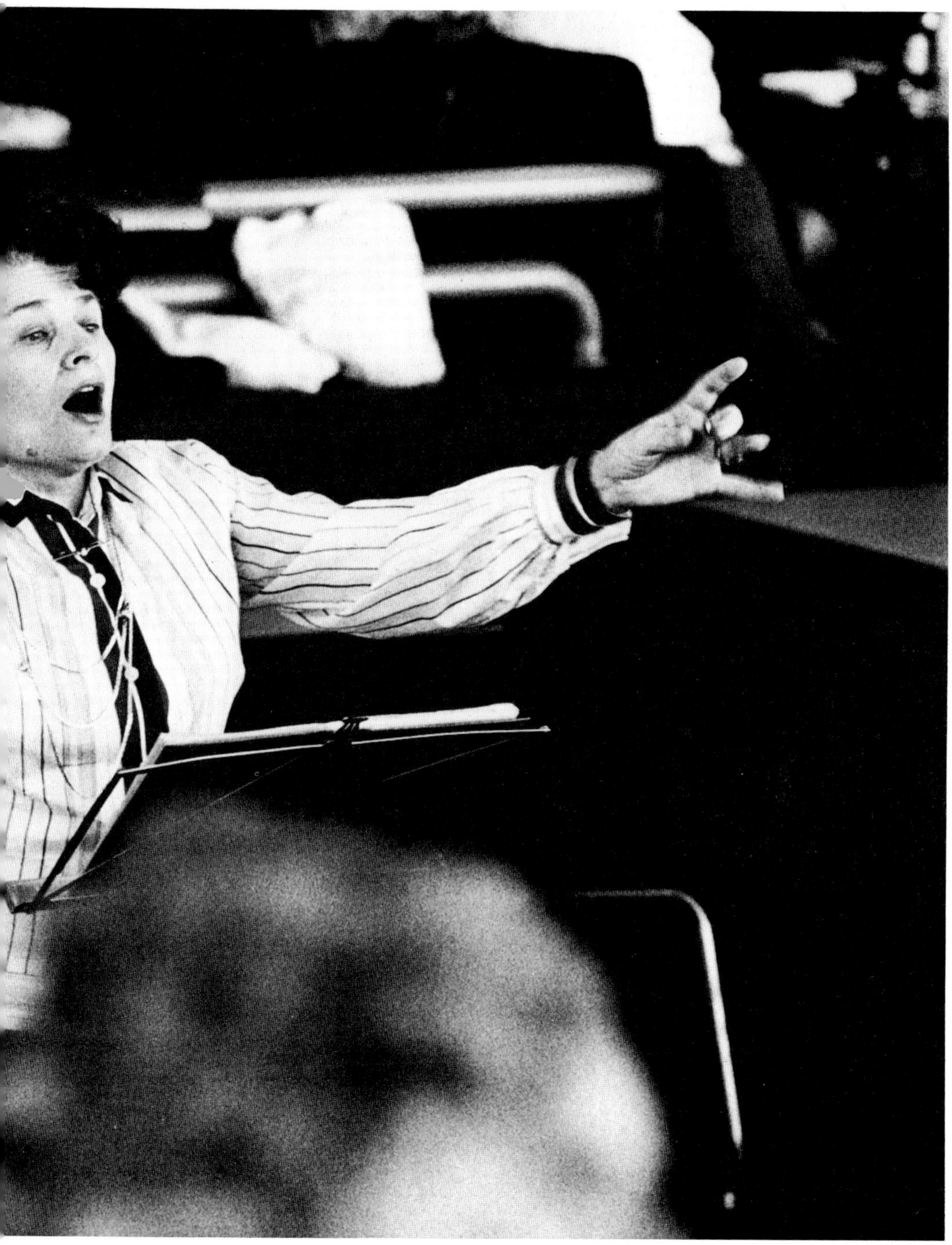

Der Chor ist ihr neustes Steckenpferd. Um gut beim Liedereinstudieren und Dirigieren zu sein, besuchte sie sogar Dirigenten-Kurse, die sie erfolgreich bestand. Die Mitgliedschaft im Deutschen Sängerbund empfindet sie als Verpflichtung, für eine Chormusik zu sorgen, die sich auch hören lassen kann. Kein Perfektionismus, aber doch Lust am Formvollendeten scheint für sie und den ganzen Chor Motiv genug zu sein, weiterzumachen. Was sie sich abverlangt, verlangt sie auch von anderen. Nachdrücklich und mit Elan demonstriert sie die richtige Vokalisierung. „Damit mir die Leute die Worte nicht mehr so entgegenschleudern“, sagt sie und zeigt, wie man hauchend, aber deutlich singen kann. Dabei spricht sie von „den Alten“, als fühle sie sich dazu nicht so ganz zugehörig. Ihr Temperament und die vielen Interessen, die sie hat, erklären ihre reflexhafte Abwehr, so tituliert zu werden. Auch ein „Grauer Panther“ kann sich nicht immer davon frei machen, „Alt-Sein“ als Synonym für Elend zu gebrauchen.

Umso später der Abend, umso munterer wird Hedi: ohne Scheu und Scham demonstriert sie, wie gewandt sie Westerwalder, Wuppertaler und Kölner Dialekt beherrscht. Eigentlich wollte sie nur davon erzählen, aber währenddessen drängte sich ihr Hang zum Dialekt über ihre Lippen. Selbstironisch schlägt sie sich die Hand auf den Mund und lacht darüber, wie sich selbst überwältigt hat...

Die Geschichte der „Grauen Panther" 1977

„Aus der Einsamkeit kommt man nur durch die Gemeinschaft raus!"

Auf dem politischen Konto des „Senioren-Schutz-Bundes" häuften sich die Aktivposten: die Aktionen gegen die Altenheimpolitik der Stadt Wuppertal, das engagierte Vorgehen im Fall Brahms, die Auseinandersetzungen über die Nutzung des „Wuppertaler Hofes", Proteste gegen Fahrpreiserhöhungen usw. Der SSB wurde immer politischer. Was als Selbstverständnis in Satzung und Programm formuliert war, bekam eine deutlichere, praktische Kontur: „Durch Kaffeetrinken und Unterhaltung allein ändert sich nichts!" Doch die Politisierung zerrte am Doppelcharakter des „Senioren-Schutz-Bundes" als Kampf- *und* Lebensmodell. Der Konflikt wurde offensichtlich, als „Die Börse" für den „Senioren-Treff" zu klein wurde. Der SSB spaltete sich: die „politischen" Senioren zogen in den Stadtsaal Vohwinkel und die „unpolitischen" blieben in der „Börse". Wo früher Trude Unruh geschickt und gekonnt als Moderatorin und Mentorin des „Senioren-Treffs" wirkte, übernahm nun die 63jährige Friedel Schmidt die Führung. Stockend und noch etwas unbeholfen dankte sie dem „Börsenwirt" für die schön gedeckte Kaffeetafel und überließ dann Martin Hönig (75) mit seinem Akkordeon die Bühne. „Wir kommen hier jeden Mittwoch zusammen um uns zu unterhalten. Probleme über Renten und was es sonst noch gibt, werden hier nicht besprochen. Wir sind vollkommen unpolitisch", erklärte Friedel Schmidt unter dem Beifall der 80 bis 100 Senioren.

„Wir bleiben fest und treu zusammen, im SSB, im SSB...", erklang es hingegen aus dem Vohwinkler Stadtsaal. Über 300 Senioren waren dem „Senioren-Schutz-Bund" in das neue Domizil gefolgt. Trude berichtete über die Ergebnisse einer Tagung in der Europäischen Akademie in Berlin, an der sie teilgenommen hatte. Andere erzählten von neuen Initiativen in Sachen Altenselbsthilfe und der Fahrt von 140 Senioren nach Bad Marienburg. Die Kontakte nach außen halfen ein wenig über die schmerzliche Trennung in der heimatlichen Stadt hinweg. Natürlich wurde auch über die Spaltung gesprochen: viele bedauerten sie, denn es wurden zahlreiche persönliche Freundschaften durch den Streit zerrissen. Aber niemand bereute die Entscheidung.

Als schließlich bekannt wurde, daß die Stadt den verbliebenen „Börsen"-Senioren ab Mai 1977 den großen Saal des „Wuppertaler Hofes" zur Verfügung stellen wollte, war den Umgezogenen klar: „Die Stadt ist daran interessiert zu teilen und zu herrschen!", vor allem, wenn sie nicht selbst teilen muß. Die Empörung ist auch deshalb verständlich, weil es der SSB war, der vor knapp einem Jahr gefordert hatte, das ehemalige Hotel als „Senioren-Treff" zu nutzen.

Im Frühjahr 1977 präsentierte der „Senioren-Schutz-Bund" seine erste „Modenschau für Senioren": Vor den Kameras des Regionalfernsehns zeigten die alten Menschen ihre selbstgemachten, phantasievollen und preiswerten Modeeinfälle: Sommeranzüge, Samtröcke, Jeans und Dirndl. Schmunzelnd und selbstsicher zeigten sie auf dem roten Teppich des Laufstegs ein Bild vom Alter, das auch in der Kleidung das Klischee eines „Grau-in-Grau-Alters" zerbrach.

Zug um Zug wurden Tabus angegangen: Verschmitzt lächelnd zupfte sich der 81jährige Oswald Messerschmidt das grüne Sträußchen am schwarzen Revere zurecht. „Natürlich bin ich aufgeregt, alle Tage heiratet man ja nicht..." Besorgt und erfreut musterten über hundert Augenpaare die Aufmachung des rüstigen Rentners — und seiner Zukünftigen, der 67jährigen Henni Dahlhoff.

Der SSB war mit einem riesigen Aufgebot zur ersten Hochzeit aus dem Kreis der ihrigen erschienen. Gemeinsam machten sie Front gegen die diskriminierende Meinung, Alters-Ehen seien eigentlich obszön. Mit Blumenbögen, Transparenten und natürlich den eigenen Liedern wurde das Paar vor dem Standesamt empfangen. Sechs Jahre wohnten die beiden verwitweten Senioren im gleichen Haus. Doch richtig kennengelernt haben sie sich erst beim „Senioren-Treff". Das im SSB obligatorische „Du" machte den ersten Kontakt leichter. „Aus der Einsamkeit kommt man nur durch die Gemeinschaft heraus", resümiert Oswald Messerschmidt seine Erfahrungen jahrelangen Allein-Seins. „Wenn schon Ehe, dann auch richtig", ergänzt Henni und erzählt mit glänzenden Augen von der gemeinsamen Wohnung, in die sie in den nächsten Wochen einziehen wollen. Zum „Senioren-Treff" kamen sie aber auch weiterhin. Zweisamkeit ist nur ein Ausschnitt für die lebendige Gemeinschaft des SSB.

Nach einem halben Jahr wurde auch der Stadtsaal in Vohwinkel für den „Senioren-Treff" zu klein. Außerdem wollte der Pächter plötzlich mehr Miete haben und beschwerte sich über den zu niedrigen Umsatz. Das ist die gängige Befreiung, die die gesellschaftlichen Verhältnisse für alte Menschen vorsehen: die Befreiung zum Konsumtrottel.

Der „Senioren-Treff" zog zum zweiten Mal um. Diesmal in die Mensa der Wuppertaler Gesamthochschule. Durch gemeinsame Arbeit in Bürgerinitiativen gegen Sanierungsvorhaben der Stadt, hatte der SSB Kontakt zum AStA der Uni bekommen. Und die luden die munteren Alten zur nächsten Uni-Fete ein — nicht als Gäste, sondern als Aktive.

Der Auftritt der heiterkeitserfahrenen Alten konnte zwar nicht ganz den Unterschied in den Amüsiergewohnheiten der verschiedenen Generationen überdecken, aber soviel war sicher: man akzeptierte sich. Der „Wuppertaler-General-Anzeiger" schrieb damals über den Auftritt der Alten:

„Welch ein erfreulicher Gegensatz zu den herumstehenden, herumlaufenden und nach etwas Zerstreuung lechzenden Studenten. Es ist schon ein Armutszeugnis, wenn sich 2000 hoffnungsvolle Jungakademiker von einem kühlen Häuflein wackerer Senioren zeigen lassen muß, wie man eine schöne, wilde Party feiert." (WZ, 10.11.1977)

Seit dem 30. November 1977 ist die Mensa der Wuppertaler Gesamthochschule das Zuhause der legendären Mittwoch-Nachmittage des SSB. Während sich der „Senioren-Treff" beharrlich weiterentwickelte, bekam auch die sonstige Arbeit neue Anstöße. Ein Beispiel; am 18. August erreichte den SSB folgender Brief:

Sehr geehrte Damen und Herren!
In Erinnerung an eine Reportage, wende ich mich an Sie, mit der Bitte um Hilfe.
Meine 92jähr. Tante lebt seit annähernd 4 Jahren im Caritas-Altenheim in... Sie erfreut sich einer guten Verfassung. Leider läßt die Betreuung und Behandlung der Bewohner in diesem Heim viel zu wünschen übrig. Die bedauernswerten älteren Leute auf der sog. ,,Pflegestation", die noch ,,gut auf den Beinen" sind, werden tagsüber in ihre Sessel gesetzt, die in dem kleinen Tagesraum entlang den Wänden aufgestellt sind. Dort bleiben sie, sich selbst überlassen, bei Radio- und Fernsehprogramm, bis sie zum Essen abgerufen werden. Ich habe selbst des öfteren gesehen, daß die Tür vom Aufenthaltsraum von außen verschlossen war.
Keine Spur von aktiver Altenbetreuung.
Gegen 17 Uhr gibt es Abendessen. Zu diesem Zeitpunkt werden schon die Jalousien runtergelassen und danach die Insassen ins Bett gesteckt. Es ist auch schon vorgekommen, daß meine Tante ohne Abendessen ins Bett geschickt wurde! Die Besuchszeiten sind auf die Zeit zwischen 15 und 17 Uhr beschränkt... Wollte ich mit meiner Tante spazierengehen, so wurde es oft unter irgendeinem Vorwand verwehrt — entweder war sie heut' schon draußen — so wurde mir gesagt, oder ihr tat der Fuß weh und dergleichen. Nachdem ich feststellte, daß ihre Sachen und besonders die Winterkleidung fehlte, durfte ich nicht mehr ihr Zimmer betreten, sondern wurde auf den Schwestern-Aufenthaltsraum verwiesen. Meine Tante benötigte ein paar neue Schuhe, da die alten nicht mehr zu reparieren waren. Nach dem ihr zustehenden Taschengeld befragt, antwortete die

Heimleiterin: „Darüber brauche ich ihnen keine Auskunft zu geben, wenn sie Schuhe braucht, bekommt sie welche". Ich habe ihr dann zum Geburtstag ein paar neue Schuhe mitgebracht. In den 3 1/2 Jahren erhielt sie kein neues Kleidungsstück! Bevor sie ins Altenheim kam, habe ich bei der Bundesknappschaft eine Kostenrechnung für eine Zahnprothese eingereicht. Die Heimleiterin versprach mir damals, für eine Fortsetzung der zahnärztlichen Behandlung zu sorgen — bis heute blieb die Behandlung aus, so daß sie zahnlos und ohne Zahnprothese ist.
Meine Tante fühlt sich unter den dort herrschenden Verhältnissen nicht wohl und hat mich gebeten, sich ihrer anzunehmen. Nachdem in der Nähe ihres letzten Wohnsitzes... ein neues Altenzentrum errichtet wurde, habe ich mich um eine Verlegung in dieses Heim bemüht. Als dies im Altenheim bekannt wurde, erhielt ich „Hausverbot" mit der fadenscheinigen Begründung, meine Tante würde sich bei meinen Besuchen zu sehr aufregen... In diesem Zusammenhang schrieb mein Rechtsanwalt... zwei Briefe, um zu erreichen, daß dieser Zustand abgestellt wird. Wir erhielten als Antwort "... man habe volles Verständnis für das ausgesprochene Hausverbot..." und wörtlich: „Wir sind der Meinung, daß diese Maßnahme überprüft werden könnte, wenn sich Herr M. schriftlich bereit erklärt, daß er auf eine Verlegung von Frau F. verzichtet."
Ich wäre Ihnen für Hinweise oder eine Hilfe sehr dankbar und verbleibe mit freundlichen Grüßen..."

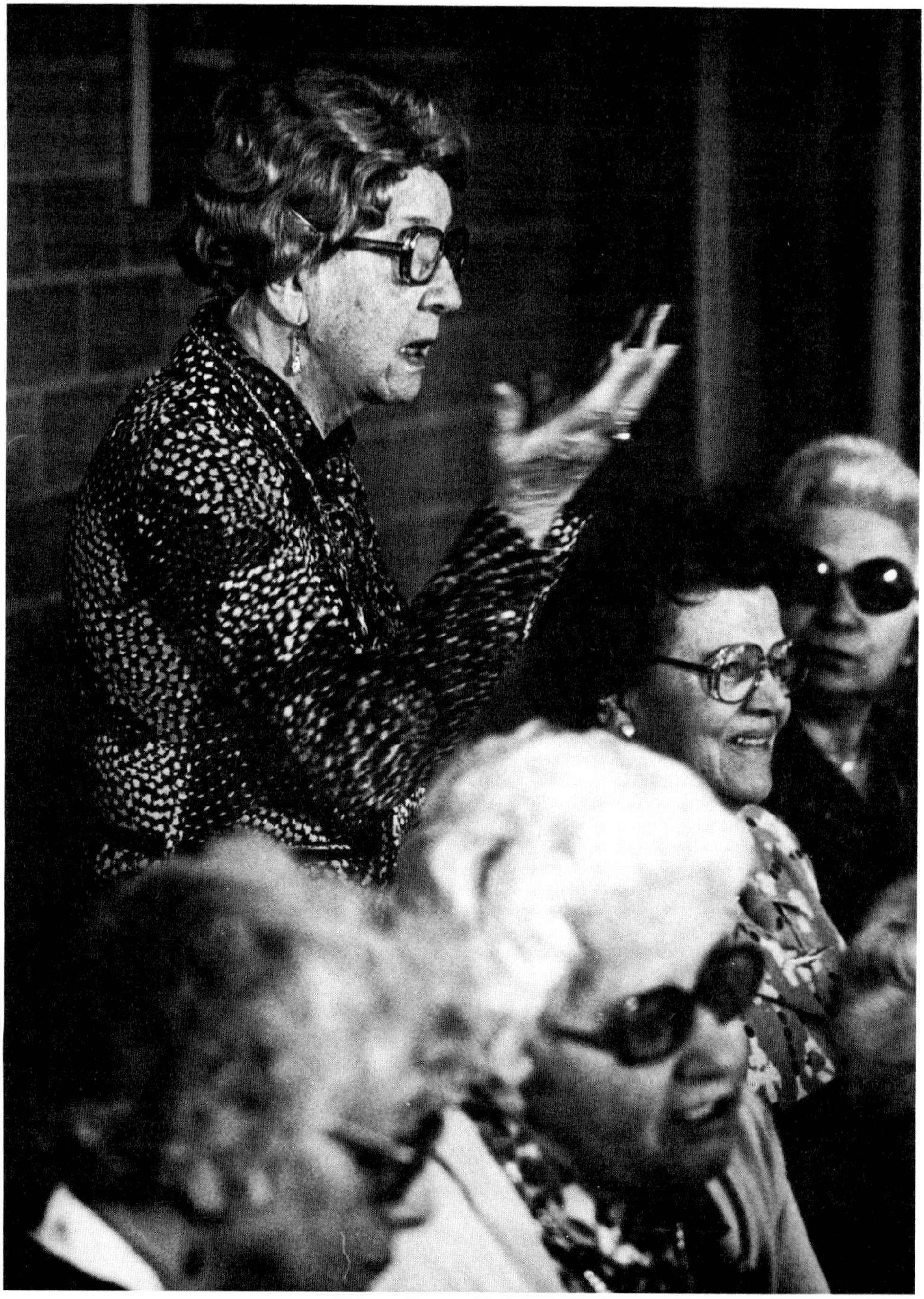

Die Geschichte der „Grauen Panther" 1978

Geduld ist für alte Menschen tödlich

Diesmal wartete der 84jährige Bernward S. besonders ungeduldig auf die Auszahlung seines Weihnachtsgeldes. Viel war es nicht, aber mit den 45 Mark wollte er sich einen langgehegten Wunsch erfüllen: ein Geschenk für seinen Enkel, der ihn manchmal im Altenheim besuchte. Am Tag der Ausgabe stand Bernward S. als erster vor dem Büro des Heimleiters. Doch statt der erwarteten 45 Mark bekam er ein paar Spirituosen und ein Badetuch. Bernward S. wurde wütend, als ihm der Heimleiter sagte, das sei sein Weihnachtsgeld; er habe es ihm bereits umgewechselt, der alte Mann könne ja sowieso mit dem Geld nichts anfangen. Das ist schmieriger Wohlfahrtspaternalismus in Reinform: Bevormundung wird als Wohltat deklariert. Sogar die Ausbildung eigener Wunschbilder wird dem alten Mann indirekt untersagt. Infantilisierung erzeugt die (Alters-)Unmündigkeit, der sie vorgibt zu begegnen. Traurig und wütend ging Bernward S. in sein Zimmer zurück. Er holte seinen Mantel und verschwand. Vierzehn Tage lang lebte und schlief er auf Bahnhöfen, in Hauseingängen, in leeren Häusern. Lieber heimatlos als die Schikanen im Heim, dachte er.

Und dann stand er plötzlich vor der Türe des privaten Alten- und Pflegeheims „Haus Westarp" und bat um

Aufnahme. In das städtische Altenheim wolle er nicht zurück. Bernd Westarp, Heimleiter und stellvertretender Vorsitzender des „Senioren-Schutz-Bundes“, gab Bernward S. ein Zimmer. Dort wollte er bleiben. Er bat Westarp, seinen Umzug zu regeln. Der schrieb an die Stadt und bat sie — wie üblich — die Differenz zwischen Rente und Pflegekosten zu zahlen. Die Stadt lehnte ab und bezog sich auf einen Beschluß des Sozial- und Gesundheitsausschusses, wonach dem privaten Alten- und Pflegeheim „Haus Westarp“ die vom Landesverband anerkannten Pflegesätze verweigert werden sollen. Bernward S. mußte zurück in's städtische Heim...

Auch in einem anderen Altenheim-Konflikt erlebte der „Senioren-Schutz-Bund“ eine Niederlage: In Kleve wollte der Landschaftsverband Rheinland ein privates Alten- und Pflegeheim schließen — gegen den erklärten Willen der 27 Bewohner. Der SSB fuhr nach Kleve, demonstrierte vor dem Altenheim, sprach mit Behördenvertretern, schrieb an den Landtag und mobilisierte die Medien. Zu spät: Unter den Augen eines Fernsehteams wurden die alten Leute „abtransportiert“ und das Haus geschlossen.

Weniger dramatisch, aber dafür umso lauter war es am 21. März 1978 in Bonn. Der „Senioren-Schutz-Bund“ demonstrierte gemeinsam mit anderen Rentner- und Seniorenverbänden gegen die Kürzung der Rentendynamisierung. Trotz Regen und einem heimlichen Medienboykott waren hunderte von Rentnern aus Köln, Bad Marienberg, Wuppertal und Frankfurt mit Bussen in die Bundeshauptstadt gekommen. Natürlich hatten die Senioren vorher versucht, mit dem Arbeitsministerium ins Gespräch zu kommen, aber alle Briefe und Bitten wurden „mit dem üblichen Bla-Bla“ beantwortet. Also fuhren sie nach Bonn, zu einem Schweige-Protest-Marsch. *„Rentner — Prügelknaben der Nation“, „Parlamente: Beamte raus — Rentner rein“* und *„Diäten runter — Renten rauf“* war auf den mitgebrachten Schildern zu lesen.

Die Neuordnung des bestehenden Renten- und Krankenkassensystems ist eine der zentralen Forderungen des „Senioren-Schutz-Bundes“:

> „Durchsetzung einer individuellen, sowie existenz- und menschenwürdig gesicherten Lebensgestaltung für Rentner, Frührentner, Pensionäre, Hausfrauen, Selbstständige, Bewohner von Alten- und Pflegeheimen oder Patienten in Kliniken bzw. Krankenhäusern, die über keine eigene Wohnung mehr verfügen.“
> (§ II.1 der Satzung des SSB)

Kernpunkt der geforderten Änderung ist die Einführung des

„gesetzlichen Mindesteinkommens (Grundrente) in Höhe von 1.250,-- Mark" und die Festsetzung der „gesetzlichen Höchstpension" auf 3.500,-- Mark" (§ II.2)

Zur Finanzierung dieser Grundrente schlägt der SSB vor, daß

„*alle* Bundesbürger, die Einkommens- und Lohnsteuerzahler sind, vom Bundespräsidenten bis zur Hilfsarbeiterin, Regierungsmitglieder, Abgeordnete, Volksvertreter, Beamte, Selbständige, Freiberufler, Gewerkschaftsbosse usw. fünf Prozent ihres Einkommens an die Rentenversicherung abführen".

Gleichzeitig möchte der „Senioren-Schutz-Bund" alle Arbeitnehmer finanziell entlasten, indem sie drei Prozent weniger Sozialausgaben zahlen als bisher.

Eine solche Neuordnung des Rentensystems ist nicht von heute auf morgen zu realisieren. Der SSB tritt deshalb für eine Übergangslösung ein: 975 Mark Mindestrente plus Übernahme der Miete bis zu 450 Mark für alle alleinstehenden Kleinstrentner und Sozialhilfeempfänger. Ein Modell, das in den Niederlanden schon in Kraft ist.

Aber auch 1978 war man davon noch weit entfernt. Erst einmal mußte etwas gegen den „Rentenbetrug" unternommen werden: Die Leserbriefspalten der Tageszeitungen wurden zum öffentlichen Forum der Rentendiskussion. Als der SSB am 2. Mai 1978 im Vohwinkler Stadtsaal zu einer „öffentlichen Rentnerversammlung" einlud, gab es schon eine Stunde vor Beginn keinen freien Stuhl mehr.

Kein Wunder, daß die nächste Aktion der „Grauen Panther", wie sie von Ernst Klee nach dem Vorbild der amerikanischen „Grey Panther" in einem ZEIT-Artikel genannt wurden, den Nerv des Bürgerunmuts traf: Innerhalb weniger Stunden sammelten sie in der Wuppertaler Innenstadt über 2000 Unterschriften für eine Bürgerinitiative „Stopt die parlamentarische Selbstbedienung!" Die Abgeordneten des nordrhein-westfälischen Parlaments hatten sich in aller Stille eine großzügige Diätenerhöhung genehmigt, während die Sozialausgaben gekürzt wurden.

Als das ehemalige Kinderheim „Elisabeth" am Rande von Wuppertal in Richtung Neviges seine Pforten schloß, machte sich der „Senioren-Schutz-Bund" erneut Hoffnungen, sein Modell des selbstverwalteten Senioren-Hotels und der Alten-Wohngemeinschaft in die Praxis umsetzen zu können. Der SSB nahm Kontakt mit der Stadt auf und bekam zu hören, daß einem Erwerb oder einer Mietung nichts im Wege stände — sofern die Gebäudesubstanz noch in Ordnung wäre. Die Panther fuhren hin, nahmen das Gebäude unter die fachmännische Lupe und befanden es für ihre Zwecke geeignet und stabil genug, auch einer weiteren Generation von Alten noch zu dienen. Doch die Stadt ließ das Gebäude schnell abreißen... Wieder eine Niederlage.

Im Oktober 1978 setzten die „Grauen Panther" ihre Tatzen zum ersten Mal wieder in die „Börse". Seit der Spaltung im vorherigen Jahr waren die Kontakte zwischen den jungen und alten Rebellen sehr spärlich gewesen. Das sollte sich jetzt ändern: Jeden Donnerstag von 12 bis 15 Uhr klappten die Panther in der „Börse" ihren Informationsstand auf, legten Flugblätter und Zeitungsartikel aus und luden zur Sprechstunde ein. Die Zweigstelle fand jedoch nicht den erwarteten Zulauf: nur zaghaft und vereinzelt kamen ab und zu ein paar Senioren um sich in Rentenfragen beraten zu lassen. Für die Arbeit „Senioren-Schutz-Bundes" schien sich kaum jemand zu interessieren. Niederlage auch hier?

Die Weggegangenen

Über Selbst- und Gegenseitigkeitshilfe

„In der Anlage erlaube ich mir die Mitgliedskarte zurückzuschicken, da ich keinen Wert auf eine Organisation lege, die einen Flüchtling u. Senior über 3 Monate auf eine Aufnahme warten läßt.
Ich bin seit 1920 selbständiger Kaufmann u. im Verwaltungswesen tätig gewesen, u. die Bemerkung daß die Anfertigung sowie die Mitgliederausweise, Zahlkarten u.s.w. soviel Zeit in Anspruch genommen haben, kann ich als Kaufmann im Dienst des Heeres sowie beim Chef des Transportwesens nicht gutheißen. Ich werde die Angelegenheit den einzelnen Stellen unterbreiten, denn ich habe bei meinem Besuch 12 Minuten warten müssen, da ihr Vater telefoniert hat, u. ich bin dann gegangen.
In der Anlage überreiche ich Ihnen die Unterlagen zurück, da ich von einer anderen Institution anders behandelt werde.
Hochachtungsvoll
Außerdem, habe ich am 25.4. meinen Auftrag zurückgezogen, da ich seit März keine Nachricht erhielt. Dies ist keine Behandlung der Senioren."

So der Originaltext einer Austrittserklärung aus dem Seniorenschutzbund vom Jahre 1976. Mit geradezu preußischer Wut klagt der Betroffene Merkmale von Korrektheit,

Pünktlichkeit und Formgerechtigkeit bei einer „Institution“ ein, die ihren inneren Zusammenhang anders als über einklagbare Disziplin herstellen will.

Die Atmosphäre des „produktiven Chaos“, die im Büro der „Grauen Panther“ herrscht, stößt viele ab; nur wenige begreifen die diversen Leerstellen als Gelegenheit, selbst zuzupacken. Und diejenigen, die eigene Mitarbeit bei ihrem Eintritt nicht gleich als notwendig erkannt haben, treten spätestens dann aus, wenn die Schonzeit für Anlernlinge des *Selbst*hilfeprinzips vorbei ist. In der Regel helfen sich die „Grauen Panther“ nur selbst: für solche, die ihre Not erst klug macht, sind sie kein ideales Auffangbecken.

Nicht nur zur Selbstdarstellung nach außen, sondern auch gegen Mißverständnisse in den eigenen Reihen formulieren sie ihren Anspruch der „Gegenseitigkeitshilfe“ so:

> „Wir sind nicht bereit — wir sind eine gut und streng zusammenarbeitende Selbsthilfegruppe — Menschen in unserem hart ringenden Kreis zu dulden, die nur und *nur* ihrer eigenen Probleme wegen bei uns Mitglied werden wollen.“

Die „Grauen Panther“ sind keine alternative Caritas. Freiheit von bevormundender Hilfe hat den Preis eigener Anstrengungen. Da muß dann auch notfalls die Büroarbeit hinten anstehen, denn in der direkten Hilfe kann man sich das „produktive Chaos“ nicht leisten. Und in dieser Hinsicht nehmen die „Grauen Panther“ ihren selbstgesetzten Auftrag sehr ernst. Zu der meist außerordentlichen Eindeutigkeit von Problemlagen kommt der Druck, Modell für eine andere Form von Altenarbeit sein zu wollen. Und doch gibt es immer wieder Mitglieder die sich enttäuscht, ja sogar getäuscht und empört fühlen, wenn sie feststellen müssen, daß die „Grauen Panther“ kein unversiegbarer Quell von mildtätigen Dienstleistungen sind. Die Ironie der Geschichte: daß hoffnungsfrohe Neumitglieder gerade dort Fürsorge einklagen, wo sie doch etwas zugleich pragmatischeres und menschlicheres finden können.

Dabei gibt es bei den „Grauen Panthern“ durchaus so etwas wie eine „Vorab-Großzügigkeit“. Zum SSB-Realismus gehört auch das Wissen um die notwendige Geduld beim Erlernen der Gegenseitigkeitshilfe. Vom unmittelbaren Gefühl her neigen nicht wenige dazu, bei Problemen von Nichtmitgliedern erst einmal zuzupacken. Dann müssen sie sich gemeinsam an die Begrenztheit der eigenen Kräfte erinnern, denn: natürlich ist die Gegenseitigkeitshilfe *auch* Ausdruck beschränkter Kräfte und nicht nur ideologisches Prinzip.

So ist es verständlich, wenn bei den Aktivisten des SSB die Stimmung bei Ein- und Austritten und bei Problemlagen von Nichtmitgliedern zwischen einem widerwilligen Sozialdarwinismus („entweder man denkt halt rechtzeitig daran einzutreten, bevor man in Not ist oder man hat das Nachsehen...") und einer zwar nörgelnden, aber doch spontanen, caritativen Bereitschaft, den Betroffenen „erst mal zu helfen um dann weiter zu sehen...", schwankt.

Viele sind — nachdem sie in den Genuß der energischen Hilfe der „Grauen Panther" gekommen sind — enttäuscht, wenn die Hilfe nicht anhält. Das betrifft beide Seiten: der Vorwurf der „Härte" tut auch den entschlossenen Vertretern des Gegenseitigkeitsprinzips weh.

Aber Selbsthilfe für und an alten Menschen ist kein Programm, das nach Lust und Laune ein- und ausgeschaltet werden kann. Der Kampf für ein menschenwürdiges Leben — im Generationsverbund — ist weder Hobby noch Versorgungsinstitut.

Die Wohngemeinschaft

Waltraud (27), ihr Ehemann Manni (29), Tony (69) und Josef (76) sitzen am Frühstückstisch. Aus Tony's Zimmer klingt leise die Stimme Julio Iglesias; es ist seine erste Schallplatte, die er selbst gekauft hat. Manni hat den alten Röhrenempfänger dafür zum Verstärker umgebaut.

Seit Anfang des Jahres 1982 leben die vier in einer Wohngemeinschaft. Für sie ist ein Traum wahr geworden: sie repräsentieren das erste modellhafte Wohnprojekt der „Grauen Panther". Zu diesem Zweck wurde die ganze Etage eines Mietshauses gepachtet. Tony und Josef haben beide ein eigenes Zimmer, das Wohnzimmer von Manni und Waltraud dient als Gemeinschaftsraum.

Die vier wollen mehr erreichen als der „Rebell von Rohracker", der Rentner Eberhard Widemann, der schon Mitte der siebziger Jahre in Stuttgart eine Alten-WG gründete und heute über das Projekt sagt: „Ich habe Rentner in Untermiete. Aber trotzdem ist bei mir keiner einsam." Da ist das Wuppertaler Experiment um einiges anspruchsvoller.

Geboren wurde das Projekt aus einer Notlage: die Familie mit der Tony im Winter 1981 in derselben Wohnung zusammen in Vollpension lebte, zerfiel in einem rasanten Tempo. Leidtragender dieses Prozesses war Tony, der sich lange Zeit nicht traute, bei den „Grauen Panthern", die ihn in diese Familie vermittelt hatten zu beschweren. Zum Höhepunkt der Auseinandersetzung — die Familie war längst ausgezogen — entschlossen sich die „Grauen Panther" die Wohnung zu übernehmen und dort das erste Wohnprojekt in eigener Regie zu starten.

Obwohl aus der Not geboren, haben sich die WG-Mitglieder viel vorgenommen. Zunächst: es ist eine Wohngemeinschaft im Generationenverbund. Das junge Ehepaar und die beiden Rentner wollen zusammen leben solange es geht, am liebsten bis zum Tod. Wenn es „hart auf hart" kommt, braucht und soll niemand ausziehen müssen. Das ist ein wesentlicher Unterschied zu den zahlreichen Wohngemeinschaften junger Menschen: Ein- und Auszug kann keine Frage von Lust und Laune sein. „Bis zum Tode" heißt auch, daß gerade Manni und Waltraud damit rechnen müssen, die beiden älteren WG-Mitglieder irgendwann — vielleicht auch sehr lange — zu pflegen. Eine caritative Gemeinschaft soll trotzdem nicht entstehen; auch hier soll das Prinzip der Gegenseitigkeitshilfe gelten.

Manni erzählt, wie wichtig es für ein solches Experiment ist, daß Waltraud und er die Alten nicht als „andere" Menschen erleben: „Nur wenn du spürst, daß alte Menschen über die gleichen Dinge lachen wie du auch, oft die gleichen Probleme haben und auch sonst die gleichen Menschen sind, kannst du in's Auge fassen, wirklich mit ihnen zusammen zu leben...". Er erinnert sich an seine eigene Verlegenheit, als er vor Jahren, im Clubzentrum der „Grauen Panther" zum ersten Mal mit vielen, häufig kranken, alten Menschen zusammen kam: „Als ich sah, wie distanziert da ein Pfleger eine alte Dame aus dem Rollstuhl hob und bemüht war, sie weit von sich gestreckt zu halten, ging ich dazwischen und sagte: Laß es gut sein! Dann habe ich die alte Dame genommen, richtig in den Arm genommen und umgesetzt." Manni weiß aber auch noch, wie schwer es ihm damals fiel, ihn richtig Überwindung kostete: „Ich habe vorher oft genug zugesehen und verlegen und ratlos gar nichts getan." Erst allmählich konnte er das nötige Zutrauen entwickeln.

Manni hat den Übergang in die WG als gleitend erlebt. Er ist in einer kinderreichen Familie groß geworden und hat auch später, als er schon verheiratet war, mit den Eltern noch in „kameradschaftlichen Verhältnis" auf einer Etage gewohnt. In den vielen Monaten hinter der Theke im Clubzentrum der „Grauen Panther", hat er seine Hemmungen im Umgang mit alten Menschen endgültig verloren. Mehr noch: heute macht

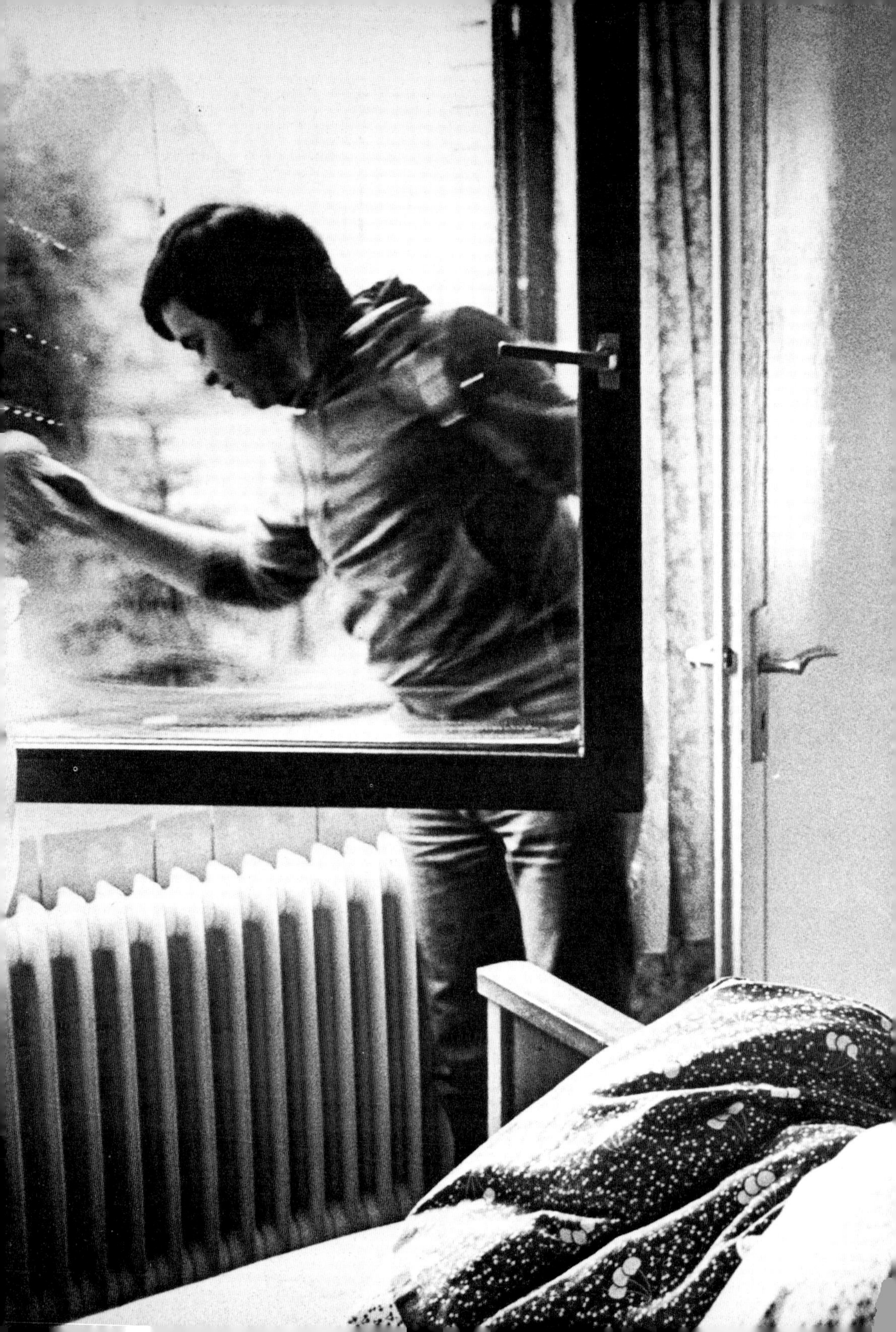

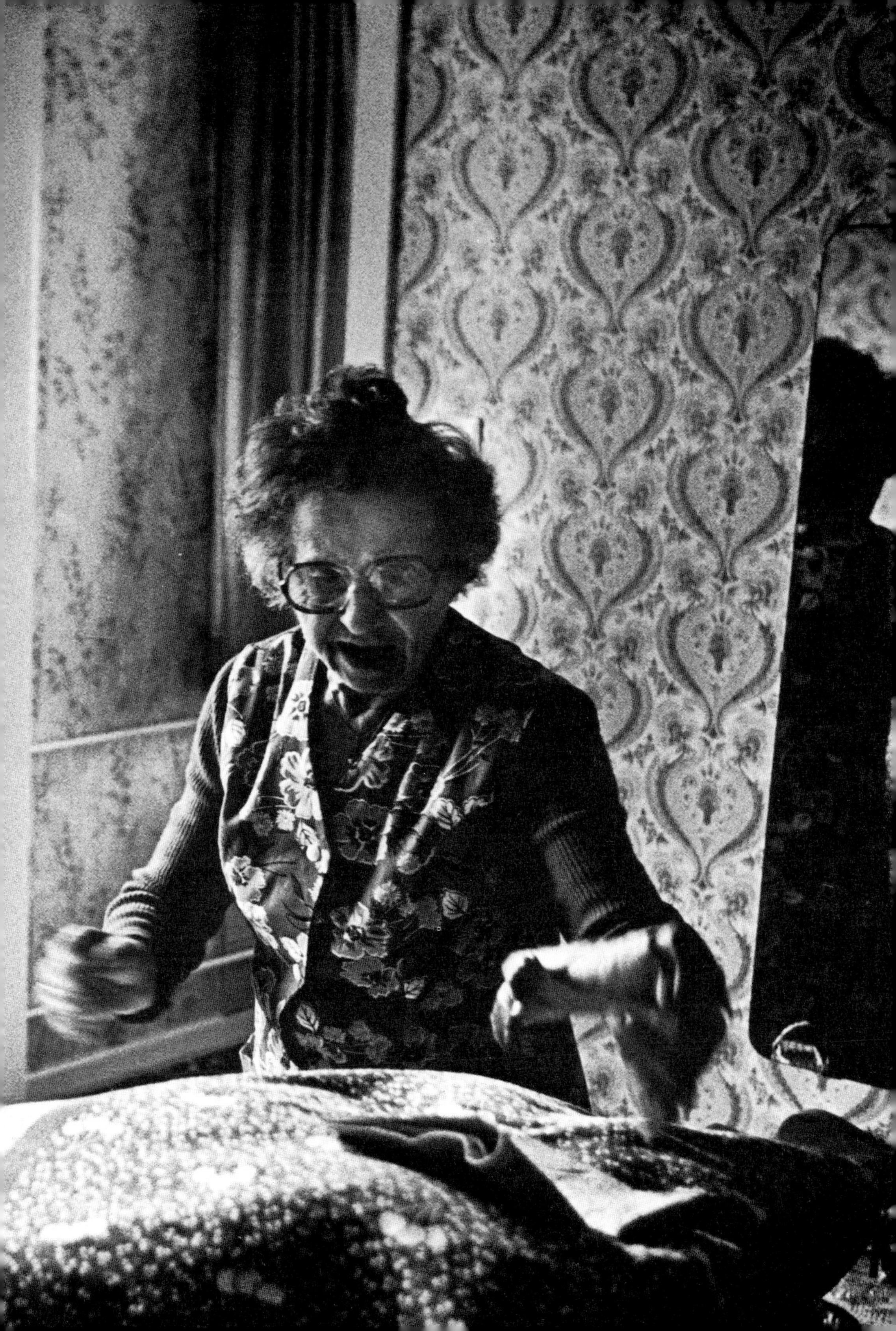

es ihm Spaß — ebenso wie Waltraud, die kopfnickend seine Erzählung begleitet.
Er weiß auch, wie schwer es den alten Menschen fällt, die lebenslange Kleinfamilienerfahrung einfach abzustreifen. Am liebsten würde er so etwas wie einen „Urlaub in Wohngemeinschaften" einrichten: „Damit die alten Menschen in den Wochen, in denen sie hier sind, langsam feststellen können, ob sie sich zum Gemeinschaftsleben fähig fühlen oder nicht." Mit allem was dazugehört: der Achtung vor der Privatsphäre der anderen, der Lust an der Gemeinschaft, der Fähigkeit, Unzufriedenheiten auch solidarisch auszudrücken und was da an elementaren Fähigkeiten mehr notwendig ist.
Daran scheint auch Else, die für kurze Zeit das fünfte WG-Mitglied war, gescheitert zu sein: sie konnte in ihrem Ordnungsbedürfnis nicht vor den privaten Räumlichkeiten der anderen WG-Mitglieder halt machen. Ihr Engagement wurde zur Einmischung. Das war zu viel: Else mußte gehen. (Was sie — zumindest materiell — nicht allzu hart treffen konnte: sie hatte zur Sicherheit ihre alte Wohnung noch nicht aufgegeben.)
Es überrascht welchen Wert die vier Bewohner auf Freiheit in der Organisation der alltäglichen Dinge legen. Ausgerechnet eine Wohnform, deren Anspruch und Bedarf an Verbindlichkeit recht hoch ist, leistet sich da eine Spontanität, die in vergleichbaren studentischen Wohngemeinschaften schon wieder verschwunden ist. „Jeder kann hier tun, was er will", wird uns glaubhaft versichert. Eine Einschränkung jedoch macht das Zusammenleben wesentlich unkomplizierter. Sie ist gleichzeitig ein praktisches Beispiel für Gegenseitigkeitshilfe: Manni und Waltraud sind alleine verantwortlich für den Haushalt — dafür können sie in der WG umsonst wohnen. Und wenn einmal etwas schief geht, weiß jeder: im Notfall kommt immer irgendein SSB-Mitglied um zu helfen. Die Einbettung in den Vereinszusammenhang ist gewissermaßen die zweite Sicherung, vor allem für die älteren WG-Mitglieder.
Ansonsten braucht das Projekt außer Experimentierlust, Tatkraft, Aufgeschlossenheit und Ehrlichkeit vor allem Vertrauen. Ohne diese riskante Vorleistung wäre es gar nicht zustande gekommen.

Alternative Wohnmodelle

Aus den Erfahrungen im Umgang mit Alten- und Pflegeheimen, dem Erleben der Situation der älteren Menschen in Familien, dem ständigen Konfrontiert-Sein mit den katastrophalen Auswirkungen des „sozialen" Wohnungsbaus und der unübersehbaren Altenfeindlichkeit der gegenwärtig herrschenden Architektur und Baupolitik entwickelte der „Senioren-Schutz-Bund" seine Vorstellungen eines altengerechten Wohnens. Er fordert die

> „Durchsetzung von Alternativ-Modellen zu den heute üblichen Altenwohnungen, Altenheimen und Pflegeheimen, aber auch zum Abbau der Isolierung und Vereinsamung älterer Menschen z.B. (durch) Pachten oder Bauen von Häusern und Dienstleistungszentren für Senioren-Generationen-Wohngemeinschaften in Selbstverwaltung der Betroffenen nach den Prinzipien: familienähnliches Wohnen bis zum Tod, preiswerte Haushaltshilfs- und Sozialdienste, Vorrang für die eigene Freiheit mit Risiko." (§ II.5 der Satzung des SSB)

Da das Ganze nicht ohne Kapital zu finanzieren ist, propagiert der SSB die Schaffung eines „sozialen Marktes", d. h.:

> „Privates Kapital muß durch steuerpolitische Maßnahmen so-

zialen Zwecken dienlich gemacht werden, damit durch die Erschließung aller finanziellen und eigenverantwortlichen Möglichkeiten ein „sozialer Markt" entstehen kann, auf dem sich auch der gebrechliche alte Mensch ohne Bevormundung von Behörden und Familien *seinen* Lebensabend aktiv gestalten kann." (§ II.6 der Satzung des SSB)

Die alternativen Wohn- und Lebensformen sind jedoch nicht nur für ein nahes Morgen gedacht, sondern zielen auf das Heute:

„Alle Einrichtungen, in denen sich ältere Menschen aufhalten oder wohnen, müssen nach den Bedürfnissen der Betroffenen eingerichtet und geführt werden. Das gilt besonders für Alten- und Pflegeheime und gleichartige Einrichtungen, z. B. Psychiatrische Kliniken usw. Der SSB fordert den Stop riesiger, unpersönlicher, menschenfeindlicher „Altenanstalten" und Silos. An ihre Stelle gehören individuell gestaltete, gemütliche Häuser im Pensionsstil mit höchstens 100 Personen — ohne kasernenartige und entmündigende Heimordnung — mit geschulten Kräften, die Menschen aktivieren und nicht beherrschen."

Konkret bedeutet dies für den „Senioren-Schutz-Bund", daß

- Heimbeiräte in Pflegepersonalfragen mitbestimmen können
- Sozialhilfe an die Empfänger und nicht an die Träger von Einrichtungen ausgezahlt wird
- Taschengelder und sonstiges Vermögen nicht von der Heimleitung sondern von Bankangestellten verwaltet wird
- jeder entmündigte Heimbewohner einen persönlichen Betreuer erhält
- die Justiz besondere Altenschutzbestimmungen schafft
- Mißstände in Heimen schon bei ihrer Vermutung geahndet werden (vgl. § II.9 der Satzung des SSB)
- jede Kommune ein ‚Amt für Senioren' einrichten soll, das über alle Ansprüche aufklärt und bis zur Erledigung alle Amtsvorgänge kontrolliert. (§ II.10 der Satzung des SSB)

Im „Club-Zentrum" des „Senioren-Schutz-Bundes" auf dem Dönberg und in einer Wohngemeinschaft haben die „Grauen Panther" bereits einige ihrer Vorstellungen von alternativen Wohn- und Lebensformen realisiert. Doch in der Planung sind sie schon einen Schritt weiter: im September 1979 wurde eine „Gemeinnützige-Senioren-Selbsthilfe GmbH" gegründet.

Ziel dieser Gesellschaft ist es, passende Häuser oder Wohnungen anzumieten und zu vermieten, vor-

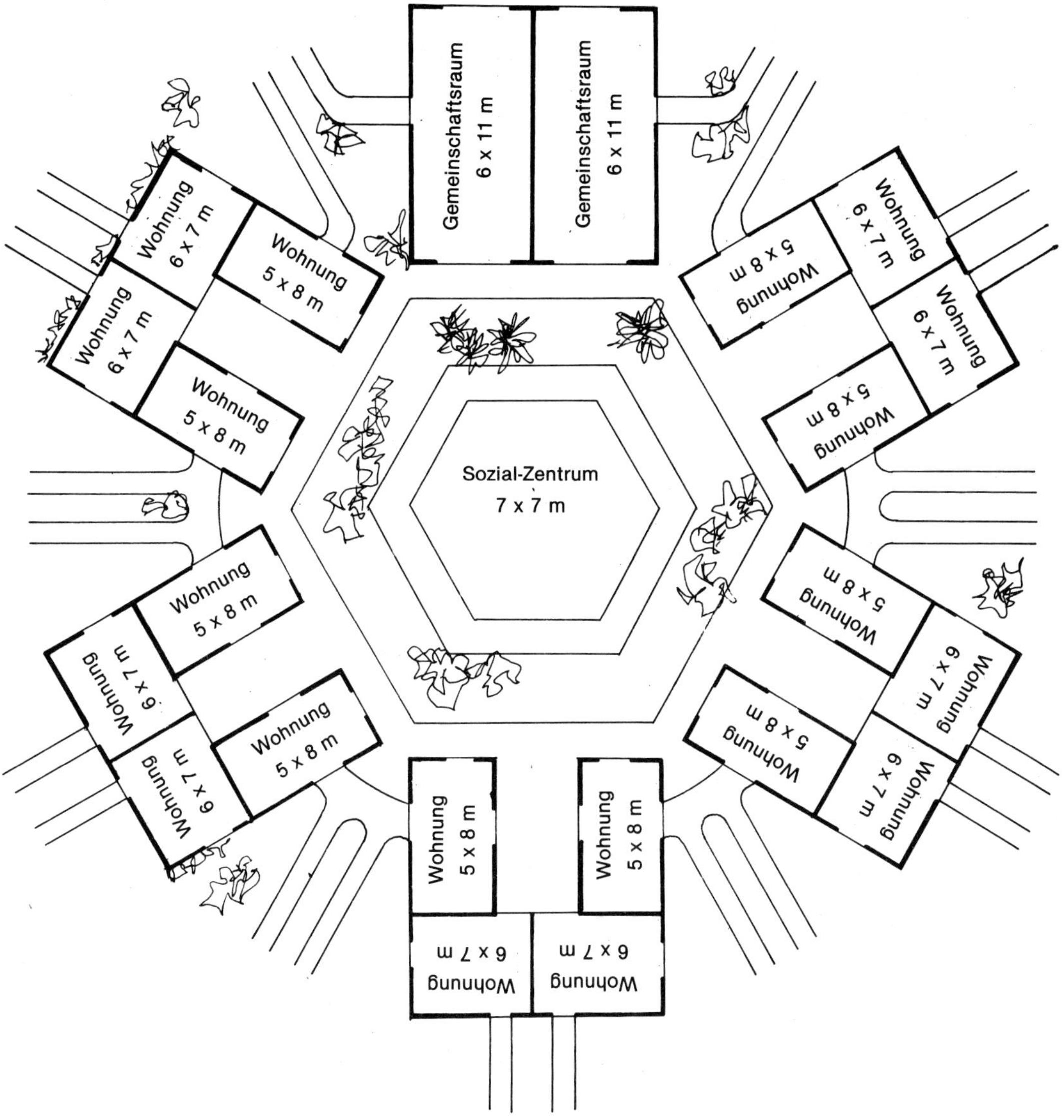
Gemeinschaftsraum
6 x 11 m
Gemeinschaftsraum
6 x 11 m
Wohnung
6 x 7 m
Wohnung
5 x 8 m
Wohnung
6 x 7 m
Wohnung
5 x 8 m
Wohnung
6 x 7 m
Wohnung
5 x 8 m
Wohnung
6 x 7 m
Wohnung
5 x 8 m
Sozial-Zentrum
7 x 7 m
Wohnung
5 x 8 m
Wohnung
6 x 7 m
Wohnung
5 x 8 m
Wohnung
6 x 7 m
Wohnung
5 x 8 m
Wohnung
6 x 7 m
Wohnung
5 x 8 m
Wohnung
6 x 7 m
Wohnung
5 x 8 m
Wohnung
5 x 8 m
Wohnung
6 x 7 m
Wohnung
6 x 7 m

rangig jedoch ein eigenes „Wohnmodell“ zu verwirklichen. Die Pläne für dieses Wohnmodell sind bereits vorhanden (siehe Abbildung Seite 59). Es soll ein kleines Dorf werden, kreisförmig um ein Art Atrium angeordnet. Alle Häuser sind ebenerdige Flachbauten, jede Wohnung hat eine Grundfläche von 40 Quadratmetern, die individuell gestaltet werden kann.

Durch Zahlung von mindestens 100 Mark wird man Gesellschafter und erwirbt damit die Anwartschaft als Wohnungsmieter in diesem selbstverwalteten Generations-Wohnmodell. (Alle Beiträge über 100 D-Mark gelten als rückzahlbares Darlehn und tragen dazu bei, die GmbH arbeitsfähig zu machen.) Jeder Gesellschafter hat — unabhängig von der Höhe seiner Einlage — nur eine Stimme und muß Mitglied im „Senioren-Schutz-Bund“ sein.

> „Wohnungsmieter können (jedoch) nur Menschen sein, die sich in Gruppen *vorher* durch ständige Treffen, durch Schulung und aktive Gegenseitigkeitshilfe, eigenverantwortlich auf Selbstverwaltung, Selbstorganisation, Gemeinschaftssinn und Menschlichkeit bis zum Tod vorbereitet haben.“

Die Geschichte der „Grauen Panther" 1979

...etwas machen und dabei auch lernen!

Das Gehen fiel ihm schwer, in seinem Gesicht sah man die Anstrengung. Mit einem Arm hakte er sich bei seinem Sohn ein, mit dem anderen stützte er sich auf einen Stock. Langsam näherten sich die beiden der Treppe des Bundespräsidialamtes.

Verfolgt von den Augen zahlreicher Kameras gab der 93jährige Johannes Brahms sein Bundesverdienstkreuz zurück. Leichten Herzens tat er das nicht, schließlich hatte ihm der Bundespräsident diesen Orden als Anerkennung für seinen Widerstand während des Dritten Reiches verliehen. Und er war stolz darauf. Als der alte Mann jedoch keine andere Möglichkeit mehr sah, auf seinen Fall aufmerksam zu machen, versuchte er den Staat symbolisch zu kränken: Er wollte kein Lob mehr von denen, die in ihrem eigenen Staat Gewaltverhältnisse dulden, die zwar nicht so nackt und brutal wie die der Nationalsozialisten sind, aber in ihrer Wohlfahrtsmaskerade den alten Mann genauso tyrannisierten.

Vier Jahre kämpfte Johannes Brahms — stellvertretend für alle Altenheimbewohner — für ein Recht auf menschenwürdiges Leben bis zum Tode. Viermal hatte das Deutsche Rote Kreuz versucht, ihn durch Kündigung aus seinem Zimmer im DRK-Altenheim „Haus

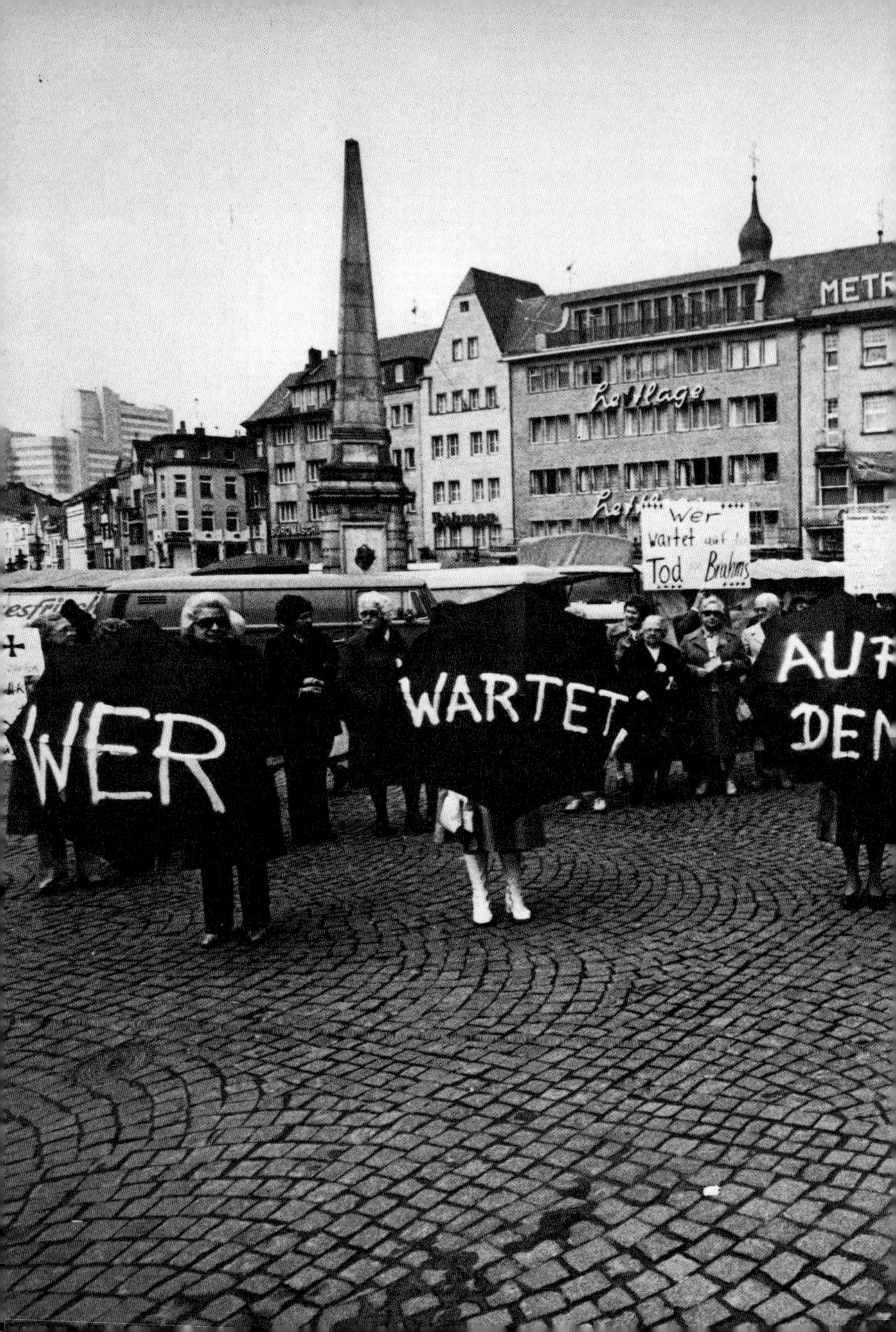
Hettlage
Wer
wartet auf
Tod
Brahms
WER
WARTET
DEN

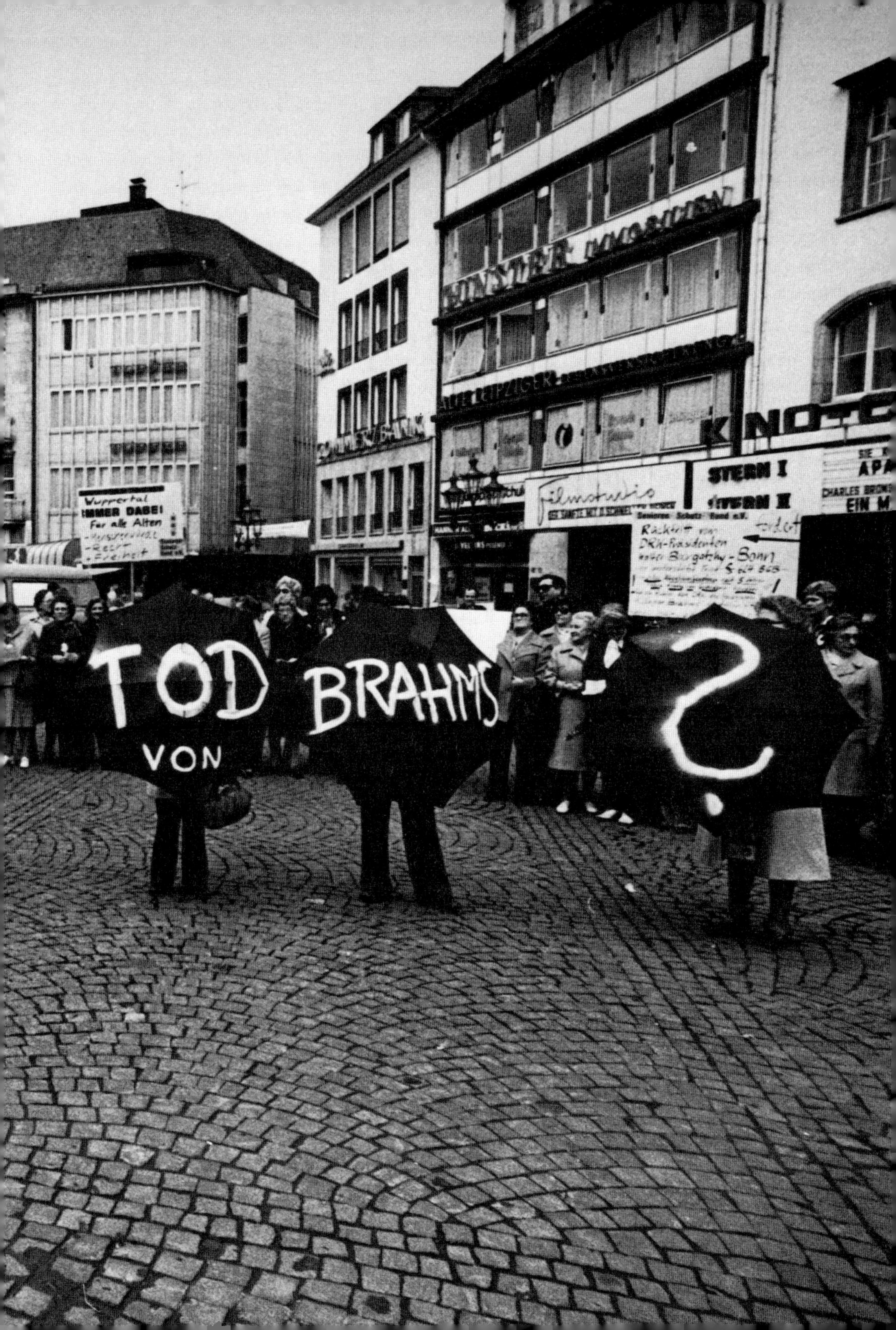
TOD
VON
BRAHMS
?
Wuppertal
IMMER DABEI
Für alle Alten
KINO
STERN I
STERN II
ALTE LEIPZIGER

Steinbach" zu vertreiben. Vergeblich: Brahms gewann die Räumungsprozesse und durfte bleiben.
Doch in seinem Prozeß gegen die Heimleiterin und Oberschwester Waltraud Gebhard wartete Brahms jahrelang vergeblich auf den Urteilsspruch. Aus Protest gegen die Untätigkeit der Justiz gab Johannes Brahms, der selbst einmal Direktor eines Landgerichts war, sein Bundesverdienstkreuz zurück.
Über hundert „Graue Panther" waren mit Bussen angereist, um ihn und seinen symbolischen Gang zu unterstützen. Im Gegensatz zu Weinköniginnen und Karnevals-Gesellschaften durfte der „Senioren-Schutz-Bund" nicht in das höchste Amtshaus der Bundesrepublik. Sie mußten an der Bannmeile stehen bleiben und machten aus dem erzwungenen Abstand ihrer Empörung lauthals Luft.
Bei der anschließenden Demonstration auf dem Bonner Marktplatz forderten sie den Rücktritt des damaligen DRK-Präsidenten Walter Bargatzky — er hatte die Räumungsklage gegen Brahms „begrüßt" —, eine generelle Altenheimaufsicht und lückenlose Aufklärung darüber, wer für die Nichtbehandlung von Johannes Brahms nach seinem Sturz im November 1974 verantwortlich war.
Der „Fall Brahms" verbrauchte jedoch nicht die gesamte Energie der „Grauen Panther". Auf zahlreichen Vorstands- und Beiratssitzungen und vor allem während der „Senioren-Treffs" entstand die Idee einer eigenen Alten-Zeitung. Auch wenn die Medien meist wohlwollend über die „exotischen" Alten berichteten und die Regenbogenpresse ihr Herz für sie entdeckt hatte, so fehlte in ihren Berichten jedoch viel von dem, was die „Grauen Panther" seit Jahren wollen und sind. Gemeinsam mit den Rentner- und Seniorenverbänden im ADRS arbeiteten die Wuppertaler an der ersten großen Alten-Zeitung „Wir über 50". Sie erschien im Mai 1979.
Unterdessen wurde der Mittwoch-Nachmittag in der Mensa der Wuppertaler Gesamthochschule wirklich zu dem, was der Name versprach, einem „Deutschland-Treff" der „Grauen Panther", ihrer Freundinnen und Freunde, Sympathisanten und Besucher: Eine 3. Grundschulklasse aus Hürth besuchte die Panther mit ihrer Lehrerin und wollte so ziemlich alles über das wie, was, warum und wo ihrer Geschichte erfahren. Mitglieder aus Mannheim, Berlin, Bergisch-Gladbach, München, Köln und Lübeck wurden in der Mensa begrüßt und erzählten von ihren Aktionen und Problemen. Ein Lehrerehepaar aus Winterberg

wollte eine Examensarbeit über die „Grauen Panther" schreiben und ein Student aus Münster seine über die „Senioren-Kapelle".

Doch auch der SSB machte sich auf die Socken: Im holländischen Delft besuchten sie ein Altenheim mit Wohngemeinschaft. Mit Mut und neuen Ideen zurückgekehrt gingen sie erneut auf die Suche nach Räumlichkeiten für ihr selbstverwaltetes, familienähnliches Wohnmodell. In einer leeren Fabrik im Wuppertaler Stadtteil Vohwinkel, die die Stadt gekauft hatte, fanden sie ein geeignetes Objekt. Zusammen mit der Stadt wollten sie dort — in Selbstverwaltung und Selbstverantwortung — ein Bürgerzentrum errichten. Doch auch hier gab es wieder Einwände und Ausreden, Sitzungen und Beschlüsse, die der Idee keine Chance ließen.

Die Chance, selbst etwas auf die Beine zu stellen, bekam der „Senioren-Schutz-Bund" erst, als er nicht mehr mit der Unterstützung der Stadt rechnete und sich auf dem privaten Wohnungs- und Geschäftsmarkt umsah. Nach monatelangem Suchen und Verhandeln wurde aus dem Traum Wirklichkeit: Am 1. Dezember 1979 eröffnete der „Senioren-Schutz-Bund" sein Club-Zentrum in der Dörnbergerstraße 92 — bis heute ohne einen Pfennig Unterstützung aus der Stadtkasse.

Wo jetzt stolz das Schild des SSB im Wind schaukelt, war vorher eines der ältesten Ausflugslokale Wuppertals „Im kühlen Grunde". Abseits vom hektischen Verkehr der Innenstadt, aber mit dem Bus bis direkt vor die Türe erreichbar, gleicht das Club-Zentrum nach wie vor einer gemütlichen bergischen Gaststätte.

Auch innen hat sich wenig geändert: die große Theke, der riesige Billardtisch in der Mitte des Schankraumes, die Tische mit den rot-weißkarierten Decken, die alten Stühle und die antike Personenwaage am Eingang strahlen Behaglichkeit aus. Mit der kleinen Küche hinter der Theke, dem großen Versammlungsraum und Nebenzimmer wirkt das Club-Zentrum wie ein überdimensionales Wohnzimmer. „So soll es auch sein. Wir machen hier keine Altenkneipe, auch wenn's bei uns zu essen und zu trinken gibt. Wir treffen uns hier um etwas zu machen und dabei auch zu lernen miteinander umzugehen", erzählt Rudi, einer der ersten Gäste am frühen Nachmittag.

Wohnzimmer zu sein ist nicht die einzige Funktion des Club-Zentrums. Es ist gleichzeitig auch Schulungs- und Veranstaltungsraum der „Grauen Panther" und Treffpunkt der über 20 Arbeitsgruppen des SSB: Montags hat hier der Chor

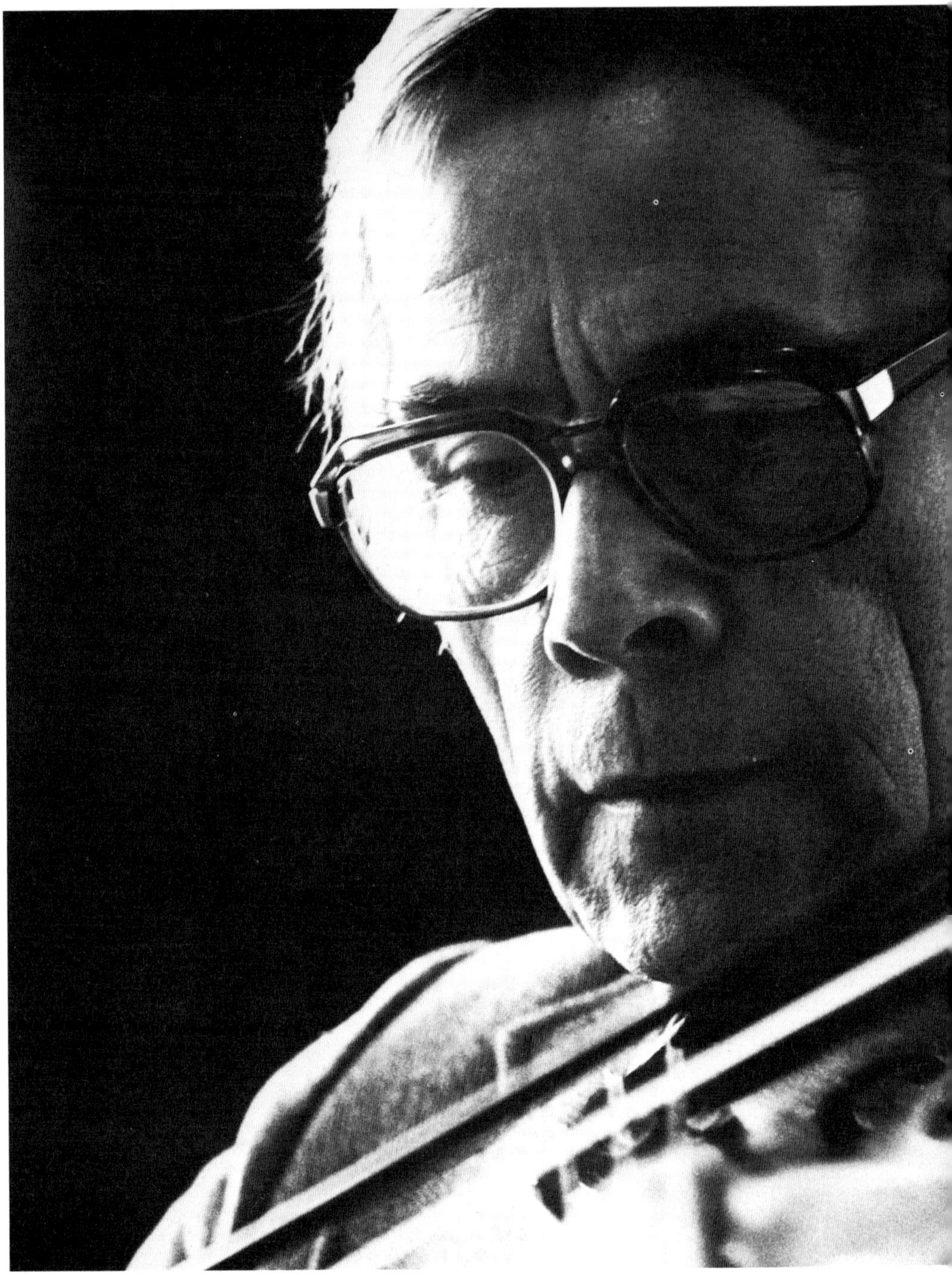

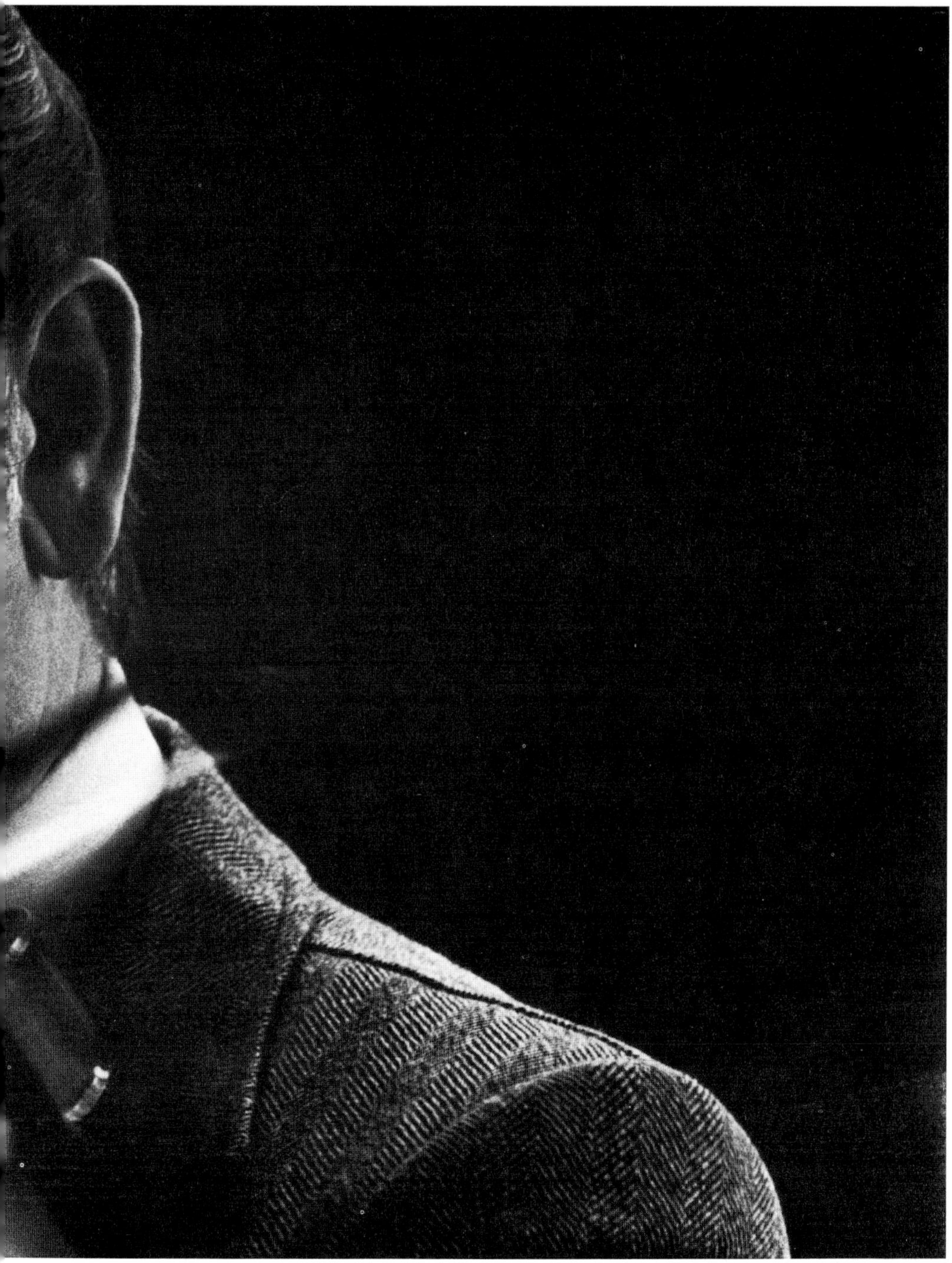

seine öffentliche Probe, gemeinsam mit der Senioren-Kapelle; Dienstag ist Filmtag, da werden selbstgedrehte Super-8- und Video-Filme und Fernsehsendungen über die ,,Grauen Panther" und Altenprobleme gezeigt. Mittwochs ist ,,Deutschland-Treff" in der Uni und das Club-Zentrum geschlossen. Der Donnerstag ist für die politischen Arbeitsgruppen, die Schulung von Besuchergruppen (Altenpflege-Schülerinnen, Krankenschwestern, Studenten und Mitglieder aus anderen Städten) die Sozial- und Rentenberatung und die Malgruppe reserviert. Freitags wird getanzt, Gymnastik gemacht und abends gefunkt, d.h. die CB-Funker-Gruppe trifft sich zur Besprechung und Koordination ihrer Einsätze in den verschiedenen Hilfsdiensten (Alten- und Pflegeheimbesuche, Haushaltshilfe, Krankenhausbesuche, Transportdienste). Jeden Samstag treffen sich hier die beiden Wandergruppen des SSB, die ,,kurze" für kleinere Wanderungen und Spaziergänge und die ,,lange" für größere Unternehmungen. Spätestens um 17 Uhr sind jedoch beide Gruppen wieder vollständig im Club-Zentrum, denn dann ist ,,bunter Nachmittag" unter dem Motto ,,je-ka-mi", d.h. jeder kann mitmachen.

Das Club-Zentrum trägt sich finanziell selbst, ohne öffentliche Zuschüsse. Manni ist der einzige ,,Festangestellte". Er bekommt 800 Mark im Monat. Dafür steht er hinter'm Thresen und ist ,,Mädchen für alles". Seine schwerbehinderte Frau Waltraud hilft ihm dabei so gut sie kann. Bevor sie zu den ,,Grauen Panthern" kam, saß sie oft monatelang im Rollstuhl. Zu den Aufgaben jedes Vorstandsmitgliedes gehört es auch, im Club-Zentrum mitzuhelfen und das heißt nicht nur Bedienen und Kassieren, sondern auch Spülen, Kochen und Saubermachen. Manni ist gelernter Anstreicher. Er war jahrelang arbeitslos und kann seinen Beruf nicht mehr ausüben, weil ihn der Geruch der Farbe schwindelig macht. Beide sind, obwohl jünger als die meisten Gäste, voll akzeptiert und haben gelernt, so mit alten Menschen zu leben, daß keiner zu viel zurückstehen muß. Es klappt.

Portrait — Josef Gores

Josef Gores war erschöpft, als er von Franz und Betty Meschak begleitet, ins Clubzentrum des SSB kam. Die letzten Wochen waren für den alten Mann sehr anstrengend gewesen. Auch wenn er jetzt in Sicherheit war, so konnte er doch noch nicht erleichtert sein. Mit eingefallenem Gesicht, gebückt und schlürfenden Schrittes, ging der 76jährige zu einem der leeren Tische. Wieder einmal mußte er es ertragen, unfreiwillig zum Mittelpunkt der Aufmerksamkeit zu werden. Er empfand Unbehagen dabei. Gores war nach Wuppertal geflüchtet, aus Angst, in eine Irrenanstalt gesteckt zu werden. Ohne eigenes Geld in der Tasche kam er nach Wuppertal und stellte sich unter den Schutz des SSB, denn allein konnte er sich nicht mehr helfen.

Vor ein paar Jahren starb Josef Gores Schwester; seit dem Tod der Eltern lebte er mit ihr zusammen. Sie hatte für ihn gekocht, geputzt und eingekauft. Nach ihrem Tod war er dann plötzlich auf sich alleine gestellt. Josef Gores suchte neuen Anschluß — und fand ihn auch, bei den Ehepaaren Meschak Senior und Junior. Franz Meschak jun., der zwei Geschäftsräume in Gores Haus gemietet hatte, unterstützte Gores schon seit Jahren. Ja, er mochte ihn sogar, den stillen, etwas eigenbrötlerischen, verschmitzten ehemaligen

Grafiker und Maler. Ab und zu kochte Gores für die Familie und paßte auf den kleinen Sohn auf. Die revanchierten sich durch Spazierfahrten mit dem Auto (Josef's großer Leidenschaft) und Einkäufen. Sie führten und gewannen für ihn auch einen Mietprozeß. Josef Gores fühlte sich bei ihnen wohl und schlug der Familie Meschak jun. vor, zu ihm ins Haus zu ziehen. Er wollte mit ihnen familienähnlich zusammenleben und sie sollten sich um ihn kümmern, auch wenn es ihm nicht mehr so gut ginge.

Im April 1981 änderte Josef Gores bei einem Notar sein Testament. Statt der Benedektiner-Abtei erbten die Familien Meschak die beiden Häuser in der Trierer Innenstadt. Dafür sollten sie ihn bis zu seinem Tode betreuen sowie die Gräber pflegen. Alles war geregelt und Josef Gores konnte einem glücklichen Lebensabend entgegensehen.

Doch dann wurde Josef Gores krank. Die Beschwerden mit seinen Beinen wurden schlimmer und er kam ins Trierer „Mutterhaus", einem katholischen Krankenhaus. Die Meschaks besuchten ihn dort regelmäßig. Doch nicht nur die: auch Gisela Denzer, Sozialarbeiterin des „Sozialdienst Katholischer Männer (SKM)", erschien häufig in Gores Krankenzimmer. Ohne daß er darum gebeten hatte.

Eines Tages, so erzählt Josef Gores, hat ihm diese Frau Denzer eine Erklärung zur Unterschrift vorgelegt. Als er fragte, was er denn da unterschreiben solle, bekam er zur Antwort, dies sei nur eine Bestätigung, daß sie ihn besucht habe und ihn auch Zuhause besuchen dürfe. Wenn er das nicht unterschreiben würde, könne er nicht aus dem Krankenhaus entlassen werden. Josef Gores wollte raus — schließlich war sein Entlassungstermin schon mehrmals verschoben worden — und unterschrieb. Damit begann ein Leidensweg, der bis heute nicht beendet ist.

Zwei Tage nachdem Josef Gores das Krankenhaus verlassen hatte, erschien Gisela Denzer in seiner Wohnung und hielt ihm einen Beschluß des Vormundschaftsgerichtes unter die Nase, der besagt, daß der „Sozialdienst Katholischer Männer", vertreten durch Frau Denzer, die Vermögenspflegschaft für ihn übernommen habe. Mit der Androhung, ohne Unterschrift kein Geld, wurden dem völlig verwirrten Gores erneut Unterschriften abgeschwindelt. Wie sich später herausstellte, soll er mit diesen Unterschriften sein notarielles Testament widerrufen haben. Als Josef Gores zur Bank ging, wurde ihm klar, was passiert war: er bekam keinen Pfennig ohne die Zustimmung des SKM. Und als Franz

Meschak (jun.) ihn über den Inhalt und die Bedeutung der Vermögenspflegschaft informierte, fühlte sich Gores „überrumpelt und betrogen". Er erteilte ihm eine notarielle Generalvollmacht und bat ihn, das Verwirrspiel mit den Unterschriften durch einen Rechtsanwalt klären zu lassen. Es stellte sich heraus, daß für Josef Gores „auf seinen Antrag vom 20. Mai 1981 (zu diesem Zeitpunkt war er im Krankenhaus, d, Verf.) eine Gebrechlichkeitspflegschaft... errichtet worden" war und er selbst darum gebeten hatte, den „Sozialdienst Katholischer Männer" als „Pfleger" zu benennen. Doch Josef Gores wußte von alldem nichts.

Er legte gegen die Pflegschaft Widerspruch; das Amtsgericht ordnete daraufhin eine ärztliche Untersuchung beim städtischen Gesundheitsamt an.

Am 24. Juni wurde Gores von Frau Dr. Dony und Frau Dr. Arnolds „untersucht". Nach seinen Angaben versuchten die beiden Ärztinnen ihn davon zu überzeugen, daß es besser für ihn sei, sich vom SKM statt von den Meschaks betreuen zu lassen. Erwartungsgemäß wurde Gores in ihrem Gutachten für geschäftsunfähig erklärt. Darüberhinaus attestierten sie ihm auch, daß er den Sinn der Pflegschaft nicht verstehen könne — kein Wunder bei diesen Umständen. Der Fall kam vor das Trierer Landgericht. Das ordnete eine 14tägige Untersuchung von Gores Geisteszustand an. Als dafür zuständig wurde ein Dr. med H. Guthy, Chefarzt des Krankenhauses der „Barmherzigen Brüder", erklärt. Doch Gores hatte kein Vertrauen in Dr. Guthy, denn „von diesem Arzt ist bekannt, daß er alte Menschen sehr schnell für unmündig erklärt" (Gores). Statt zu Dr. Guthy, ging Gores zu zwei Ärzten seines Vertrauens und ließ sich von ihnen untersuchen. Beide kamen unabhängig voneinander und übereinstimmend zu dem Ergebnis, daß Josef Gores zwar unter „zerebralen Alterserscheinungen" leide, aber sowohl körperlich als auch geistig durchaus „in der Lage sei, seine Geschäfte wahrzunehmen".

Da das Gericht diese Gutachten nicht anerkannte, blieb Gores Angst vor der 14tägigen Untersuchung durch Dr. Guthy. Zudem waren sämtliche Anzeigen gegen den SKM und die Dienstaufsichtsbeschwerden gegen den verantwortlichen Amtsrichter eingestellt worden. Und da Gores für geschäftsunfähig erklärt worden war, konnte er noch nicht einmal etwas gegen die Pflegschaft unternehmen. Gores sah in dieser fast ausweglosen Situation nur noch eine Möglichkeit: Flucht, weg vom SKM, weg von Dr. Guthy, raus aus dieser Stadt, in der sich seiner Meinung nach alle gegen ihn verschworen hatten. ,,Außerdem hatte ich den Verdacht, daß die ganze Sache gegen mich daher kommt, daß ich die Benedektiner-Abtei enterbt hatte. Die meisten Leute in Trier sind katholisch. Ich selbst auch. Die Kirche hat noch viel Einfluß. Alle, die bisher mit mir zu tun hatten stecken meiner Auffassung nach unter einer Decke". (Gores)

Er wurde mißtrauisch, gegen alle und jeden. Aber ist das verwunderlich? Ist es nicht normal, daß jemand, der verfolgt wird, sich auch verfolgt fühlt? SKM, Gerichte und Ärztinnen hatten das erreicht, was sie ihm vorher bereits attestiert hatten: Gores wurde unsicher, bekam Orientierungsschwierigkeiten und reagierte vorsichtiger.

So kam Josef Gores zum ,,Senioren-Schutz-Bund" nach Wuppertal. Der brachte ihn in einer Schutzwohnung unter und betreute ihn. Auch wenn er jetzt sicher war, so hatte er doch Heimweh. Er sorgte sich um sein Haus und schrieb dies in einem Brief an eine Nachbarin. Diese zeigte den Brief ihrer Hausärztin — die auch gleichzeitig die Hausärztin von Gores war — und ein paar Tage später beantragte der ,,Sozialdienst Katholischer Männer" beim Vormundschaftsgericht eine Erweiterung der Pflegschaft auf das Recht der Aufenthaltsbestimmung. Alles unter Berufung auf Gores Brief an seine Nachbarin, über dessen Inhalt die Hausärztin den SKM informiert hatte. Und der sah Gores Heimweh als eindeutigen Beweis dafür an, daß Gores gegen seinen Willen in Wuppertal war und versuchte ihn mit diesem gerichtlichen Antrag zurückzuholen.

Ohne auch nur den Versuch zu unternehmen, Gores oder seine Rechtsanwältin, den SSB oder die Familien Meschak anzuhören gab der zuständige Richter Glesius dem Antrag des SKM statt und erweiterte die Pflegschaft. Damit war Gores total entrechtet worden: er konnte weder über sein Geld verfügen noch bestimmen, wohin er wollte. Er war ein gesetzlicher ,,Gefangener" des Sozialdienstes.

Gores Rechtsanwältin in Wuppertal legte Widerspruch gegen die Pflegschaftserweiterung ein und nach harten Hin und Her ,,erlaubte" die Trierer Justiz die Anhörung von Gores vor einem Wuppertaler Richter. Dort erklärt er, daß er freiwillig nach Wuppertal gegangen sei und sich unter den Schutz des SSB gestellt habe. Daraufhin beantragt die Rechtsanwältin die Aufhebung der Pflegschaft. Doch weil der SKM weiterhin auf einer 14-tägigen Untersuchung von Gores Geisteszustand bestand, lehnte das Gericht diesen Antrag ab.

Oberflächlich besehen, bemühen sich nun zwei Institutionen um Josef Gores: der Trierer ,,Sozialdienst Katholischer Männer" und die Bundeszentrale ,,Senioren-Schutz-Bund" in Wuppertal: doch während der SKM Gores in Abhängigkeit halten will, geht es dem SSB darum, daß Gores selbst über sich, sein Geld, seine Häuser und seinen Wohnort bestimmen kann. Dafür muß der SSB sich dann vom SKM den Vorwurf machen lassen, Gores sei ein erstklassiges ,,Geschäft" für sie.
Die Fakten sprechen da eine andere Sprache: War es nicht der SKM, der sich um Gores gegen dessen Willen bemühte, von ihm unter Vortäuschung falscher Tatsachen Unterschriften erschwindelte und die Pflegschaft über ihn bekam? Und war Gores nicht vor dem SKM nach Wuppertal geflüchtet? Die Position des SSB ist nicht einfach: er muß ständig an Gores Courage appellieren, wenn dessen Mut sinkt, ihn an sein Mißtrauen gegenüber dem SKM erinnern, wenn er aus Heimweh nach Hause will und ihm gleichzeitig beweisen, daß er öffentlich für seine Freiheit kämpft.
Am gleichen Tag, als der SKM die Erweiterung der Pflegschaft beantragte, erschien im Clubzentrum des SSB Leute vom SKM mit einem Sanitätskrankenwagen (eingeschaltetes Notlicht), die ihn zurück nach Trier holen wollten. Gores wurde auf seinen Wunsch versteckt. Auch die vom SKM hinzugezogenen Wuppertaler Polizei konnte ihn nicht finden. Ohne Gores fuhr die SKM nach Trier zurück.
Dann erschienen plötzlich ,,Verwandte aus Köln" (der Stiefsohn einer Cousine von Gores und seine Frau, die zufälligerweise in der ,,Katholischen Arbeitnehmer-Bewegung" in Köln aktiv sind). Jahrelang hatten sie keinen Kontakt zu Gores und waren wohl vom Trierer SKM auf ihn ,,angesetzt" worden. Doch Gores war nicht da! Nach kurzen Aufenthalt in einem Wuppertaler Krankenhaus war Gores für einige Wochen zur Familie Franz Meschak in ,,Erholung" gefahren. Dort mußte er erfahren, daß der SKM Franz Meschak jr. mit einer Räumungsklage und einer Anzeige wegen Verdachts des Wuchers gedroht hatte. Schließlich war der SKM ja immer noch Gores offizieller Vermögensverwalter und die Familie Meschak wohnte in Gores Haus, wie mit ihm und dem SSB verabredet.
Da das Trierer Landgericht nach langem Hin und Her und einer Demonstrationsdrohung des SSB zugestimmt hatte, daß die 14tägige Untersuchung von Gores in Wuppertal durchgeführt werden konnte, wartete Gores auf den Untersuchungster-

min. Denn erst nach der Untersuchung wollte das Gericht über die Aufhebung der Pflegschaft entscheiden. Aber die Untersuchung ließ wochenlang auf sich warten. Die Akten pendelten zwischen Trier und Wuppertal — zu lang für Gores. Am 8. April 1982 zog Gores zu den bereits erwähnten Verwandten nach Köln. Hinter dem Rücken des SSB hatten die Verwandten „herzlichen" Kontakt mit Gores, der inzwischen in einer SSB-Wohngemeinschaft lebte, aufgenommen. Der SSB konnte nicht länger Gores „ausuferndes" Mißtrauen gegen sich auffangen. Gores und Vertreter des SSB lösten bei Gores Rechtsanwältin, das Schutzverhältnis formell auf; in einem von beiden Seiten unterschriebenen Brief wurde alles dokumentiert.

Der SSB verstand Gores Handlungen als Versuch einen „Doppelschutz" aufzubauen. Während sich die SSB-Bundeszentrale von dem „Schutz"fall Gores zurückzog, verständigte er in Trier seine eigene Gruppe, um andere Möglichkeiten der Hilfe zu erschließen. Statt persönlich-juristisch mit ihm weiter zu kämpfen, versucht jetzt der SSB mit dem Druck der öffentlichen Meinung Gores zu seinem Recht zu verhelfen.

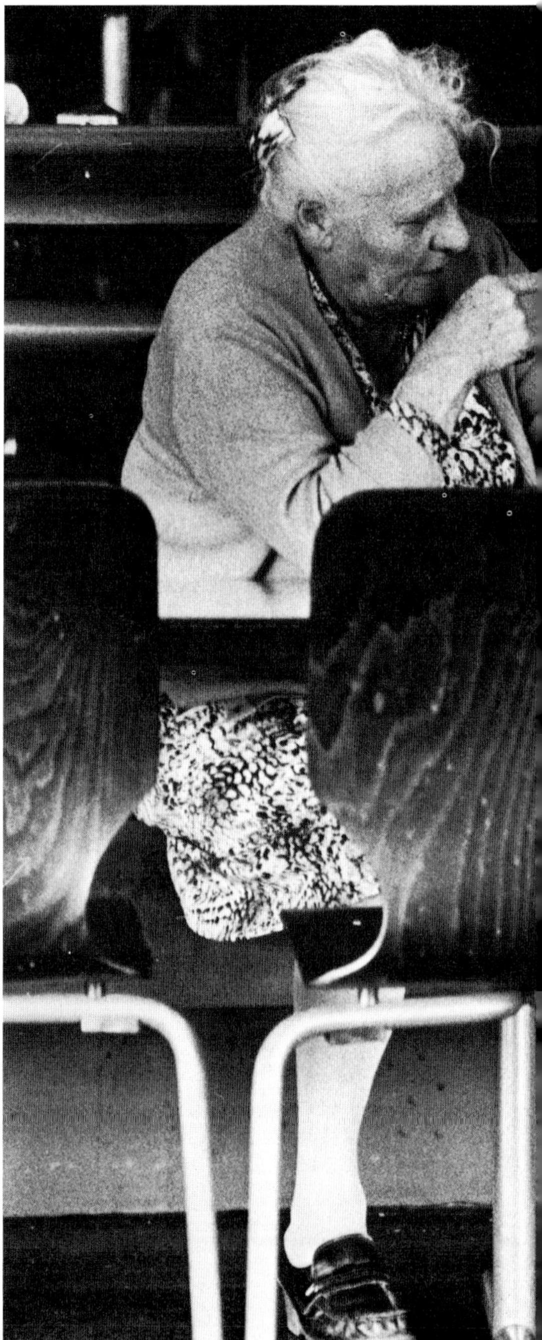

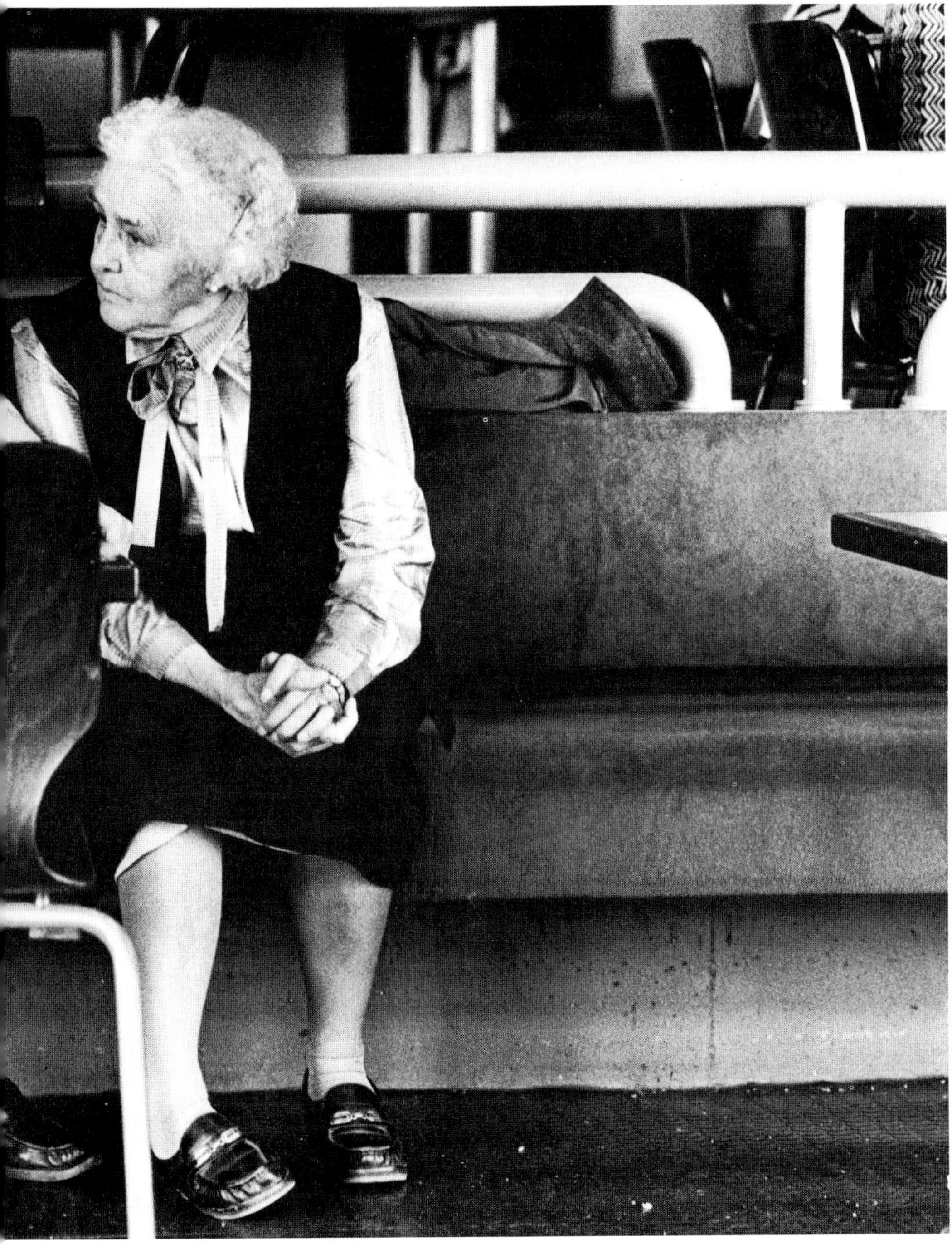

„Betr.: Ehemals(?) katastrophale Zustände im Ev. Alten- und Pflegeheim...

Sehr geehrte Damen und Herren!

Ich habe im oben genannten Altenheim vom September 1976 bis Ende 1977 meinen Zivildienst geleistet.
Trotz der mittlerweile vergangenen Zeit läßt mir mein Gewissen keine Ruhe, von den dort damals erlebten Mißständen zu berichten, da ich unter normalen Umständen sowieso davon ausgehen muß, daß sich dort nichts geändert hat.
Es ist mir sehr unangenehm, daß ich mich nicht schon früher gemeldet habe, aber ich war zu dieser Zeit nicht in der Lage dazu und habe es später einfach „schlendern" lassen.
Leider ist es mir nicht mehr möglich alles, was ich dort gesehen habe, aus dem Gedächtnis zusammenzutragen, abgesehen von Vorgängen, die ich gar nicht erst mitbekommen habe bzw. als Gerücht kursieren — wie z.B. bei Todesfall eines ‚Patienten' versucht erst mal der Chef ans Kto.Heft und die Pfleger an pers. Eigentum heranzukommen —. Diese Einrichtung der Ev. Diakonie... liegt an einer sehr großzügig ausgebauten Straße... Hinter einer langgestreckten Kurve die in eine Gerade mündet, die zum ‚Rasen' verführt... liegt dieses Heim quasi mitten in der Einöde — außer einer Gastwirtschaft plus kleinem Geschäft auf der anderen Straßenseite. Es kommt dann schon mal vor, daß ein älterer Herr — es gibt nur männliche Bewohner — beim

Überschreiten dieser schnellstraßenmäßig aussehenden Chaussee an- oder überfahren wird — nicht oft ohne Todesfolgen. Es gibt hier eben keine Zebrastreifen, Ampeln oder deutliche Schilder; das kleine Hinweisschild, was etliche Meter vorher angebracht ist und das auch nur auf einer Straßenseite, habe ich erst gesehen, als man mich darauf aufmerksam machte.
Was einem beim Betreten des Gebäudes sofort auffällt, ist der Geruch, die Apathie in der Luft und auf den Gesichtern — mit einem anderen Wort: das Fehlen jeglicher Hygiene. Ich habe mich mindestens 3 Wochen an den Gestank der Toilette gewöhnen müssen, bevor ich nichts mehr gerochen habe. Falls hier ein Handtuch hängt, ist es sowieso meistens bis zur Hälfte braun.
Es gibt auch nicht für alle Räume eine Putzfrau, Treppenhaus putzt ein Patient, die beiden Aufenthaltsräume und das von Wanzen befallene Pflegezimmer stand mir jeden Abend zum Putzen zur Verfügung.
Ich machte die ganze Zeit Nachtschicht, d.h. eine Woche von Montag-Abend bis zum nächsten Montag-Abend, immer von 19.30 Uhr bis 7.00 Uhr am Tag. Darauf die Woche hatte ich frei, dafür wurde ein Patient, damals der Herr P. gefunden. In der Nachtschicht war ich ganz allein, im Notfall konnte ich natürlich einen holen, aber nur im Notfall, d.h. bei Schmerzen oder Durst konnte ich immer nur vertrösten.

Links vor dem Hauptgebäude befand sich noch ein schmaler langer Kasten, kurz ,,Baracke" genannt. Dieses schon sehr angegammelte Holzhaus war immer noch nicht abgerissen, aber eben mit 2-Bett-Zimmer rechts und links ausgestattet. Nachteil: Wenn in der Baracke einer stirbt, konnte ich ihn nicht hören, Klingel gibt es hier keine. Das passierte 1 x mir.
Im Haupthaus gibt es mitunter 10-Bett-Zimmer, nur ganz wenige 2-Bett-, 1-Bett- und meistens 4- oder 5-Bett-Zimmer. Privateigentum ist sehr eingeschränkt, denn die Pfleger haben die Schlüssel zu den Schränken und fragen einen nicht groß, was er anziehen will. Das geht alles sehr mechanisch, wie das meiste oder alles hier. Manche armen verwirrten und apathischen — wobei ich nie wußte, ob sie vorher schon apathisch waren oder erst hier geworden sind — Älteren wurde noch nicht einmal das Bett gelassen, an dessen regelmäßigen Standplatz sie sich klammerten um wenigstens hier etwas Wärme zu empfinden für sich, nein aus irgendwelchen rationalen Gründen wurden sie andauernd hin und her quartiert. Überhaupt werden Behinderte und gesunde Ältere, Kranke und von den Familien Abgeschobene zusammengepfercht und nicht großartig differenziert behandelt oder etwa umsorgt; es gibt keinerlei Anregungen oder Beschäftigungstherapien. Manche sind froh, wenn sie abräumen dürfen oder dergleichen, die meisten gehen unruhig auf und ab, sitzen untätig herum oder trinken sich schon mal einen an (das tun allerdings nur wenige). Das einzige Spiel, das jeden Abend ca 1/2 Stunde von immer den gleichen 3 oder 4 Leuten gespielt wird, ist ,,Mensch, ärgere dich nicht", viele warten jeden

Abend darauf, bis der Farbfernseher, der einzige „Luxus-Gegenstand" angeschaltet wird.

Entsprechend ist das Betriebsklima untereinander. Jeder erledigt nur schnell seinen Job, von Mitgefühl und Zeit gegenüber den „Insassen" kann keine Rede sein. Derjenige, der sich am wenigsten blicken läßt, die Verwaltungsarbeit vormittags im Büro erledigt, meistens keine Zeit hat, ist (damals) Herr K. Ich habe das Gefühl, daß er einem nicht in die Augen gucken kann, ich weiß, daß er einem ‚Pfleger', der selbst einen großen Teil seiner Kindheit in Heimen verbracht hat und danach quasi von diesem „Hausvater" hier aufgenommen wurde, verboten hat, mich zu besuchen, da ich ihn anscheinend ungünstig beeinflussen könnte (was seine Selbständigkeit betrifft). Das sind nur einige Zustände, die mir, aus meiner Perspektive gesehen, eingefallen sind und die ich nur in oben erzähltem Stil zu berichten vermag. Ich glaube nicht, daß sich ‚dort oben' viel geändert hat — ohne weiteres auf jeden Fall stehe ich zu dem von mir Gesagtem, wie es sich 1976/77 zugetragen hat. Es würde mich interessieren, ob z.B. die „Baracke" noch existiert. Ich wäre Ihnen sehr verbunden wenn ich in irgendeiner Form von Ihnen hören würde — bei Zuschrift bitte den Zusatz „bei K." nicht vergessen — und verbleibe mit freundlichen Gruß"

Die Geschichte der „Grauen Panther" 1980/81

Freiluftschulungen in selbstbewußtem Handeln

Ende Januar 1981 saßen „Graue Panther" im Amtsgericht Velbert und beobachteten den Prozeß gegen eine Altenpflegerin, die Heimbewohner geschlagen hatte. Im Februar demonstrierten sie vor dem Koblenzer Landgericht gegen die zwangsweise Verlegung einer Altenheimbewohnerin aus ihrem Apartment auf eine Pflegestation. Und im März protestierten sie vor dem Landgericht Saarbrücken mit verklebtem Mund und an Stühlen gefesselt gegen eine altenfeindliche Justiz — politischer Alltag der „Grauen Panther".

Obwohl sie noch nicht im ganzen Bundesgebiet Außenstellen haben, sind die Wuppertaler „Panther" gemeinsam mit ihren Freundinnen und Freunden aus anderen Städten sehr oft dort, wo durch spektakuläre Arbeit an Skandalen Not gelindert und Altenbewußtsein gebildet werden kann. Ihre Demonstrationen und Aktionen sind immer auch Freiluftschulungen in selbstbewußtem Handeln.

In den vielen Jahren ihrer Arbeit haben sie so viele Skandale aufgedeckt, daß es ihnen manchmal schwer fällt, sich zu entscheiden, welche sie nun „an die große Glocke" hängen. Dringlichkeit reicht da meist nicht als einziges Auswahlkriterium. Mit steigendem Medienbewußtsein beurteilen sie ihre Fälle auch danach, ob sie länger als nur einige Tage im Sensationsschlund der Medien bestehen können. Das hört sich hart und strategisch an, aber das seit Anfang der 80er Jahre stärker gewordene Expansionsbedürfnis der „Grauen Panther“ braucht diese Ausbreitungsmethode, die „zwei Fliegen mit einer Klappe schlägt“. Denn damit soll auch anderen alten Menschen gezeigt werden: wehrt euch, mischt euch ein, macht es uns nach und organisiert euch, in eurer Lust am Zusammensein und aus der Empörung über menschenunwürdige Zustände heraus!

Nicht jedem ist die agile Penetranz der „Grauen Panther“ willkommen, wie der „Generaltrubel“ zeigte:

Vom 12. bis 17. Juli 1981 trafen sich im Hamburger Kongreßzentrum rund zweieinhalbtausend Gerontologen, Altersforscher, Wissenschaftler und Journalisten zum „12. Internationalen Gerontologie-Kongreß“. Die Alten selbst — Gegenstand der mit Prominenz protzenden, hochwissenschaftlichen Zusammenkunft — waren nicht eingeladen. Es sei denn, sie waren zufällig Experten auf diesem Gebiet; als wenn nicht jeder alte Mensch auf diesem „Gebiet“ Experte sein könnte.

Aber die Alten kamen doch: wenn man sie schon als Versuchskaninchen und Objekte wissenschaftlicher Neugier benutzte und sie dann noch nicht einmal dabei sein durften, dann wollten sie eben ihren eigenen Kongreß haben. Sie veranstalteten den „1. Hamburger Altentag“. Und weil sie die heimliche Ausschließung nicht fortsetzen wollten, wurde er als „Generaltrubel“ geplant: alte und junge Menschen sollten gemeinsam diskutieren und feiern.

Die Idee dazu entstand auf dem ersten Bundestreffen der Alteninitiativen und Selbsthilfegruppen in der Altenarbeit im November 1980. Einig waren sie sich darin, die Inhalte und Veranstaltungsformen des Gerontologiekongresses nicht zum Vorbild zu nehmen: keine stundenlangen Polstersitzungen, keine endlosen Rededuelle, keine anonymen Podiumsdiskussionen und auch sonst keine der üblichen Kongreßrituale; und erst recht kein Gala-Abend, mit Modell- und Alibi-Alten und exotisch-folkloristischen Auftritten.

In mehreren Vorbereitungstreffen wurde der „1. Hamburger Altentag“ organisatorisch vorbereitet. Mit dabei natürlich die „Grauen Panther“, die die Gestaltung des abschließenden Festes übernehmen sollten.

Monatelang wurde geprobt, getextet und komponiert, Kleider genäht und ein Programm erarbeitet. Die

Panther wollten zeigen, daß sie auch eine große Fete organisieren und gestalten können. Und genau dieser Punkt drohte den sonst so erfolgreichen Hamburger Altentag zum Spaltkeil der bundesdeutschen Altenbewegung zu machen.
Was war passiert? Die Wuppertaler „Grauen Panther", durch sechs Jahre „Mittwoch-Nachmittag" routiniert und erfahren in ihrer Art und Weise sich zu unterhalten, hatten die Trubel-Fete ganz nach ihrer Façon geplant und begonnen — wie abgesprochen — so richtig mit allem Drum und Dran, mit Tanzen, Schunkeln, Singen, Kabarett und Mitmach-Fez.
Doch das war einigen „jungen Alten" offensichtlich zu viel oder auch zu wenig. Sie fühlten sich an „stinknormale Altentagesstätten-Nachmittage" erinnert. Es war ihnen zu voll, zu lustig, zu albern, zu laut, zu fröhlich — einfach „zu blöde". Und als dann noch Trude Unruh vor das Mikrophon trat und die anwesenden Männer bat zu erzählen, warum Männer eigentlich in „Reeperbahn-Etablissements" gehen, war der Knatsch perfekt.
Die Frage war nicht einfach aus der Luft gegriffen: Die „Grauen Panther" waren Abends gemeinsam auf der Reeperbahn gewesen (und hatten dafür auf eine Dichterlesung verzichtet). Die kichernde und flachsende Gruppe von Panther-Frauen und einigen -Männern war auf Entdeckungsreise in den sexuellen Zoo gegangen, mit kindlich, provinzieller Neugier und einem diabolischen Vergnügen.
Einige noch etwas jüngere Frauen der Berliner Gruppe „Offensives Altern" verließen empört den Saal, eine griff zum Mikrophon und gab so ihrem Ärger Ausdruck. Die Kabarett-Gruppe der „Grauen Panther" packte daraufhin ihre Sachen und alle Wuppertaler Alten zogen enttäuscht und wütend ab.
Nach heftigen Diskussionen im Bus und auf Drängen einiger Dagebliebenen kamen sie dann doch wieder zurück — für 15 Minuten. Mit Stolz und Trotz begründeten sie ihren kleinen Entgegenkommens-Schritt: es wäre schließlich nicht gut, im Streit auseinanderzugehen. Jubel brach aus, griechische Musik tönte aus einem Cassettenrekorder und der Abschied wurde gefeiert — so wie die jungen Alten es wollten.
Die Ursachen dieses Konflikts liegen im unterschiedlichen Verständnis von Fröhlichkeit und Politik. Die „Grauen Panther" leben eine Kultur, die als aufdringlich, heiter und verstaubt gilt. Ihre Fröhlichkeit ist lautstark und extrovertiert; sie wollen sich „mit Spaß an der Freud" selbst unterhalten. Die jüngeren Alten hingegen sind im Grunde schon

eine ganz andere Generation: ihre Kultur ist leiser, zurückhaltender und intimer. Sie fühlten sich von den Heiterkeitswogen der Panther erdrückt. Sie wollten nicht, nachdem sie schon die ganzen Tage vorher mit den Alten politisch zusammen waren, auch noch auf dem Abschlußfest — was die Fröhlichkeit anging — Kompromisse schließen. Trude's Bitte zu erzählen, wieso Männer in solche „Reeperbahn-Etablissements" gehen, ist Ausdruck eines anderen Verständnisses von Alten- und Erwachsenenbildung. Da werden Themen angesprochen und nicht tabuisiert. Der St. Pauli-Besuch war für sie mehr als bloßer Anlaß, die antisexistische Empörung anzufachen. Emanzipation ist für die Panther ohne die des Mannes nicht denkbar. Trude wollte die verständliche Neugier ihrer Freundinnen und Freunde aus dem Dunkel des moralischen Sumpfes holen. Erleben und Erzählen sollte Gegenstand einer angstfreien und lustigen Unterhaltung werden, was der feministischen Zensur aus Berlin offensichtlich nicht paßte.

Beinahe wäre der Hamburger Altentag doch noch zum Abklatsch des Gerontologie-Kongresses geworden, zumindest hinsichtlich der ideologischen Rangelein und der damit verbundenen Eifersüchteleien. Es ist sicherlich richtig, wenn Trude Unruh beklagt, daß nicht nur die etablierte Wissenschaft die alten Menschen viel zu oft zu Objekten der Forschung macht:

> **„Die Jungen wollen eine neue, andere Macht aufbauen. Es hilft uns Älteren gar nichts, wenn wir die Wohlfahrtsmafia abwehren und uns einer anderen Mafia unterordnen. Was sich da an Jungwissenschaftlern und Pflegepersonal alternativ nennt, hat im Grunde genommen, die Schnauze voll von uns. Sie können die Alten als Versuchskaninchen, aber nicht als Freundschaftsanwärter ertragen. Und das ist in Hamburg so gelaufen."**

„Erlaube mir Ihnen ein paar Zeilen zu senden. Bin Heimatvertriebene, geboren am 20.9.1914 in G., Oberschlesien, vertrieben 1947 aus Breslau, Schlesien. Habe viel Schweres in der Festungszeit und als die Polen und Russen reinkamen mitgemacht. Wurde richtig an die Pferdewagen gespannt mit Transporten von Kohlen usw. Habe es heute an der Wirbelsäule, in den Beinen, ohne Stock geht es nicht. Hatte vor Jahren mehrere Schlaganfälle, am ganzen Körper geblutet, 8 Jahre gelegen. War vorher in einem privaten Heim und da habe ich den größten Fehler gemacht, daß ich so überstürzt das hier... in Bonn angenommen habe. Bekomme etwas vom Ausgleichsamt und etwas zahlt die Stadt dazu. Von der Versicherung erhalte ich nur die Medikamente und Spritzen, da ich Zucker habe. Ja, der Chef vom privaten Heim sagte noch, bleiben sie da, ich schaue nicht aufs Geld sondern auf den Menschen, der Heimarzt wollte es auch nicht. Heute bereue ich es so bitter. Hier die Nonnen schauen nur auf viel Geld und reiche Leute und möchten mich am liebsten auf die Straße setzen. Der Heimarzt hier ist auch nicht auf Draht. Habe keinen Menschen, alle Geschwister verstorben. Heute bereue ich es so und der Gram, der Blutdruck steigt dadurch. Wenn ich bloß einen guten Menschen finden könnte, wo man sich gegenseitig helfen könnte. Nach hier zu ziehen war alles zu überstürzt. Und die Nonnen sind es auch schuld. Die haben es vorher doch gewußt, daß ich arm bin. Bin ganz unglücklich hier. Da ich vor 20 Jahren schon in Bonn gewohnt habe, so zog es mich auch ein bißchen, aber das Haus und der Arzt hier das war nichts. Habe von Hamburg von dem Bauernhof gelesen, wo kann ich Hilfe bekommen? Habe 20 Jahre bei Ordensschwestern

gearbeitet, wo man mir nicht einmal die Invalidenmarken geklebt hatte. Aber nie mehr zu Nonnen. Wenn ich bloß besser dran wäre, daß man vielleicht sich mit einem guten Menschen zusammentun könnte, wo man sich gegenseitig helfen könnte. Hier das war ein großer Fehler, den ich bitter bereue. Könnte ich um Informationen bitten, Rentner-Informationen. Oder wo kann ich mich in meiner Lage wenden? Bin ganz verzweifelt.
Hochachtungsvoll...“

„Liebe Frau C.,
Ihren aufschlußreichen Brief haben wir oftmals gelesen. Wenn man vorher wüßte, was man verkehrt macht, hätte niemand Probleme. Armut ist doch keine Schande. Im Gegenteil, Sie haben sich für wenig Geld ganz viel geleistet und es müssen sich die schämen, die Ihre Arbeitskraft ausgenutzt haben. Das geht ganz vielen älteren Frauen so. Deshalb haben wir uns ja auch gegründet, um dieses Elend den Verantwortlichen um die Ohren zu schreien! Schreiben Sie uns ruhig des öfteren. Vielleicht kommt Sie demnächst jemand besuchen. Wir können allerdings nur für Mitglieder aktiv werden. Können Sie noch reisen?
Immer Dabei
(Trude Unruh
1. Vorsitzende)“

Alten-Bilder

Die „Grauen Panther“ organisieren sich nicht um eine bestimmte Vorstellung des Alterns. Die Feststellung überrascht vielleicht: natürlich sind sie sich über den Freiheitsbedarf älterer Menschen einig. Sie kämpfen gegen Entmündigung, Entrechtung, Apathie und Unwissen. Das „wofür“ ist aber ungleich unspezifischer als das „wogegen“: da sind im wesentlichen die großen Ideen der Gegenseitigkeitshilfe, des Generationenverbundes, des familienähnlichen Zusammenlebens und der dazugehörigen Wohnprojekte. Darüberhinausgehende Vorstellungen, auch die eines persönlichen, lustvollen Alterns, bleiben jedem selbst überlassen.

Die Artikulierung eines ausdrücklichen, positiven Altersverständnisses ist kein direkter Bestandteil der SSB-Arbeit — etwa in Form eines Arbeitskreises oder von Veranstaltungsreihen. Wenn jemand sich mit seinem ureigensten Alterungsprozeß aussöhnt, beschäftigt oder ihn beginnt zu hinterfragen, dann ist das eher Produkt des informellen Zusammenlebens, der sehr dichten und weitverzweigten Kultur der „Grauen Panther“, als Ergebnis einer gezielten Anstrengung.

Die siebziger Jahre haben auch andere Alten-Bilder entwickelt. Die Vorstellung des „offensiven Alterns“ erhebt ebenfalls Anspruch auf Geltung für die Zukunft. Ein Vergleich zeigt die Unterschiede. „Offensives Altern“ — das heißt: Aus der Not des Alterns eine Tugend machen; Runzeln, Altersflecken und Falten nicht mehr unter dem Minderwertigkeitsschutz der Schminke verstecken. Aus dem narzißtischen Schock des Alt-Seins ein narzißtisches Abenteuer des Alt-Werdens machen. „Offensives Altern“ sagt der Schuld, Scham, Verzweiflung und Depression am Alter(n) den Kampf an. Altern ist schön, sagen sie. So wie die Frauenbewegung — aus der ihre Vorkämpferinnen kommen — Schönheitsdiktate angreift, so bekämpfen die alternden Frauen der Bewegung die Klischees des Alterns als unumgänglicher Leiderfahrung.

Aktives Altern hingegen heißt: Den alten Diktaten nicht krampfhaft neue entgegensetzen. Die Vorstellungen der „Grauen Panther“ sind gelassener und zurückhaltender: Sie versuchen nicht den Teufel (die Attraktivitäts- und Jugendlichkeitsdiktate) mit dem Beelzebub — (den neuen Natürlichkeitsdiktaten) — auszutreiben. Gewiß — auch die „Grauen Panther“ sagen: Altern ist schön. Daraus resultiert aber noch lange kein Schmink- und Perückenverbot. Sie haben keine Angst *nicht* natürlich zu sein. Bei ihnen sind Orgien in Selbstentlarvung und Bauchnabelinspektionen nicht an der Tagesordnung.

„Schön“ — das ist bei den „Grauen Panthern“ eher ein allgemeines Bild für ein besseres Leben im Alter, während das „offensive Altern“ ausdrücklich die körperliche Erfahrung des Altwerdens in den Mittelpunkt rückt. Beiden Vorstellungen und Idealisierungsversuchen des Alterns ist gemeinsam, daß sie im wesentlichen von alternden Frauen getragen werden.

Für die „Grauen Panther“ ist aber Altersbewältigung wesentlich eine sozialpraktische und materielle Tätigkeit; die luxuriöse Altersideologie des „offensiven Alterns“ können sie sich kaum leisten. „Offensives Altern“ ist eine mögliche Leitvorstellung für emanzipierte Mittelschichtsfrauen. Sie taugt kaum für Frauen, denen eine ausreichende Rente nicht selbstverständlich ist. Dies heißt jedoch nicht, daß die „Grauen Panther“ Anhänger einer defensiven Altersvorstellung sind. Es fehlt ihnen allerdings der missionarische Eifer, neue Mitglieder zum „wahren“ Altern zu bekehren. Sie sind im besten Sinne des Wortes liberal: jeder kann und soll nach seiner Façon alt und glücklich werden. Das Vergnügen an Auseinandersetzung und Gespräch verhindert ein Verkümmern der Liberalität zu einem bloßen Gewährenlassen.

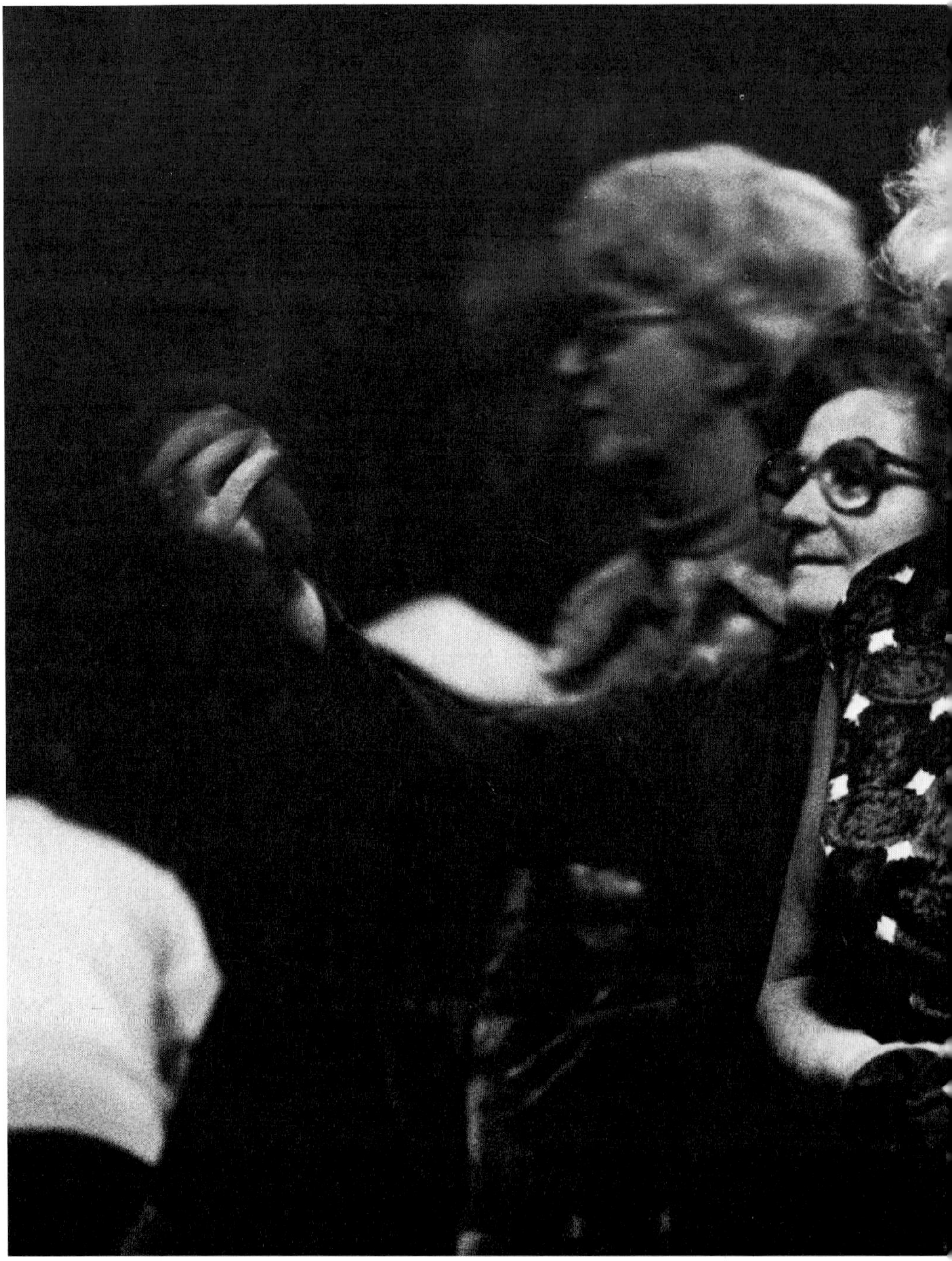

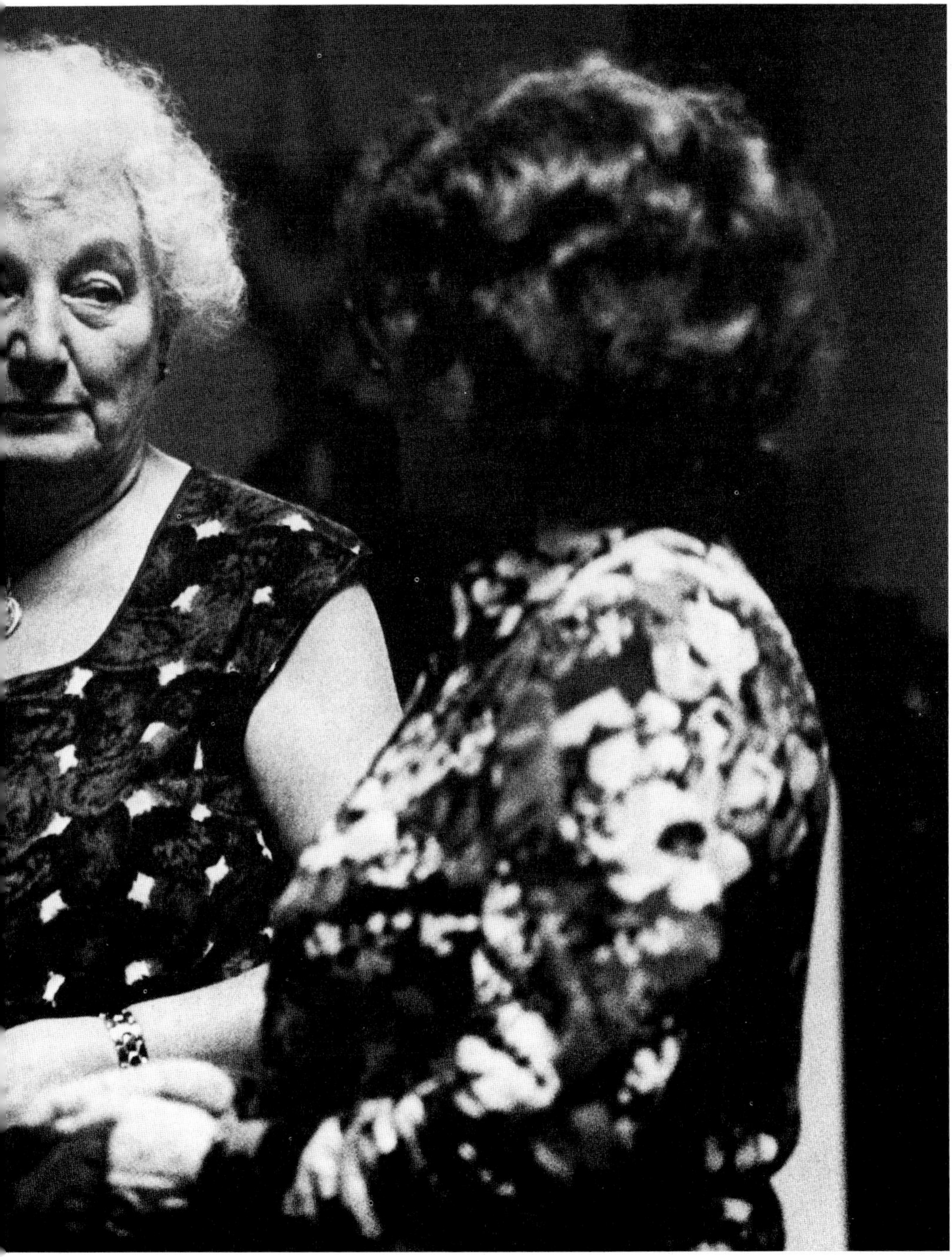

Wie in einem Bazar werden bei den ,,Grauen Panthern" die Konzepte lustvollen und zufriedenen Alterns vorgestellt, gefördert, aber auch umworben, torpediert und belächelt. Je nachdem, wie stark sich der Einzelne fühlt, kann er für sein spezielles Altersideal kämpfen — oder sich bekämpfen lassen. Die Charaktere und Ansichten sind so bunt wie die Mittwochs-Nachmittage in der Mensa. Die Tristheit eines geschönten, für allgemeingültig erklärten Alterungsbildes, fehlt. In diesem ,,Mangel" liegt eine Chance: es gibt Trends und Favoriten, Vor- und Nachmacher. Das Clubzentrum des SSB ist eine Arena, in der ständig eine untergründige, freundschaftliche Auseinandersetzung über das ,,richtige" Altern stattfindet. Die Abstraktion des ,,wahren" Alterns ist für die meisten hier eher ein Horror als ein Ideal.

Werfen wir einen Blick in den Bazar:

- Da gibt es den *chronisch Sorglosen*. Daß er alt ist, merkt er erst, wenn man ihn mit der Nase drauf stößt. Und dann vergißt er es auch gleich wieder. Er ist ein Anhänger der fröhlichen Verdrängung. Er neigt dazu, sich immer noch als Dreißigjährigen zu sehen und plant für eine endlose Zukunft. — Bei den ,,Grauen Panthern" muß er damit rechnen in seiner Sorglosigkeit aufgestört zu werden.
- Da gibt es den *gerontophilen Alten*. Täglich zieht er Bilanz und versichert sich, daß es nur noch bergab geht. Jede Falte ist für ihn ein Vorzeichen des Todes, daß er mit Resignation summiert. Er haßt und fürchtet das Alter. — Bei den ,,Grauen Panthern" hat er Gelegenheit, seinen bösen Blick an freundlicheren Perspektiven und Erfahrungen gesunden zu lassen.
- Da gibt es den *melancholischen Alten*. Er träumt immer noch vom ,,schöneren Gestern" und versucht aus und in seinen Erinnerungen zu leben. Seine Mitmenschen macht er zu Statisten seiner schwelgerischen Sehnsüchte. — Bei den ,,Grauen Panthern" lernt er vielleicht noch einmal vom ,,Morgen" und nicht nur vom ,,Gestern" zu träumen.
- Da gibt es den *altruistischen Alten*. Solange er für seine Kinder und Enkel sorgen kann, geht es ihm gut. Könnte er das nicht mehr, müßte er für sich selber sorgen und das wäre ihm zuviel und zuwenig zugleich. — Er wird bei den ,,Grauen Panthern" merken wie egoistisch es sein kann, nur an andere zu denken und wie angenehm es sein kann, einmal direkt etwas für sich selber zu tun.

- Da gibt es den *Selbsthilfenörgler*. Er fühlt sich so lange gut, wie es den anderen schlecht geht. Wenn er besonders dreist ist, hält er andere an, sich schlechter zu fühlen, damit es ihm besser geht. — Bei den „Grauen Panthern" wird er auf viele treffen, die ihm nicht den Gefallen tun, es sich schlechter gehen zu lassen, damit es ihm besser geht.
- Da gibt es den *Tabuwächter*. Vom Tod und vom Alter zu sprechen gestattet er weder sich noch anderen. Seine absurde Hoffnung: so lange man nicht darüber spricht, so lange gibt es „das" auch nicht. — Bei den „Grauen Panthern" muß er damit rechnen, daß es einige gibt, die das „Verbotene gerade scharf macht".
- Da gibt es den *Altersclown*. Er spielt, älter und kränker zu sein, als er es tatsächlich ist. Von seiner Umwelt erhofft er sich Trost für sein Spiel, Bewunderung und stillen Beifall für seine Fähigkeit zu verblüffenden Rüstigkeitsanfällen. — Ihm könnte es passieren, daß die „Grauen Panther" ihm einmal freundlich den Trost und die Bewunderung entziehen.
- Und da gibt es den *Diätalten*. Um nicht noch rasanter dem Tod entgegen zu schlittern, vermeidet er sämtliche Aktivitäten. Er baut auf Sicherheit und merkt nicht, daß er sich damit sämtliche Lebensmöglichkeiten verbaut. Bei den „Grauen Panthern" kann er lernen, auf den voreiligen Verzicht zu verzichten.

Natürlich sind diese „Charaktere" Übertreibungen. Niemand lebt ungebrochen eine dieser oder der unendlich vielen anderen Alterskarikaturen. Aber es gibt nicht wenige alte Menschen, die aus der Einbahnstraße der Blickrichtung nicht mehr entkommen. Bei den „Grauen Panthern" werden Schrullen, Ticks und Absonderlichkeiten, Macken und Verrücktheiten akzeptiert, geduldet und sogar bejaht. Aber jeder muß auch damit rechnen mit seiner Eigenart konfrontiert zu werden. Freilich nicht im Stil einer zähen und dogmatischen Umerziehung und auch nicht durch subtile, untergründige Manipulationsversuche.

Deutliche Grenzen für das Akzeptieren der individuellen Besonderheiten eines jeden Mitglieds sind allerdings durch die politischen Belange des Vereins begründet. — Vielleicht ist die Gelassenheit im Umgang miteinander, die notwendige Ergänzung zur Schroffheit der öffentlichen Auftritte.

Die Geschichte der „Grauen Panther“ 1981/82

„Gäb's nur überall solche Aktivitäten!“

Wuppertal-Dönberg, Bundesgeschäftsstelle des „Senioren-Schutz-Bundes“. Büroalltag bei den „Grauen Panthern“. Es ist kurz nach zehn Uhr. Trude, Mariechen, Lotti, Heidi, Helmut und Elisabeth sitzen vor den im Raum verstreuten Schreibtischen. Trude wühlt sich mühsam durch den täglichen Postberg, Mariechen sortiert die Mitgliederkartei und besorgt die leidigen Mahnungen für ausbleibende Beiträge. Elisabeth schneidet Artikel über die „Grauen Panther“, ihre Aktionen und sonstige altenpolitische Themen und Skandale aus Zeitungen. Ihre Fundsachen werden Teil des vierten Bandes der „Traditionsmappe“ des SSB, die „Film-Rudi“ seit Jahren anlegt. Helmut arbeitet an den Formulierungen eines Briefes an die Stadt, in dem es wieder einmal um das Wohnmodell des SSB geht.
Ein Schreiben der „Deutschen Wochen-Zeitung“, das Trude vorliest, ist Anlaß für schallendes Gelächter:

„Sie waren so freundlich uns Ihr Flugblatt „Die Grauen kommen“ zuzusenden, von dessen Inhalt wir mit gebührender Aufmerksamkeit Kenntnis genommen haben.
Außerordentlich befremdet sind wir allerdings von der Tatsache, daß sie sich neuerdings auch in ziemlich ein-

deutiger Weise politisch in Bereichen betätigen, die nach unserer Auffassung kaum den Eindruck der Überparteilichkeit rechtfertigen und Ihrer Sache eher schaden als nützen würde. So z. B. die Themen „Radikalenerlaß", „Friedensbewegung", „Krefelder Appell", „Instandbesetzer", „Ersatzdienst", „Bundeswehr".
Während wir Ihre sozialpolitischen Ziele voll unterstützen und dafür auch eintreten würden, können wir Ihre eindeutigen politischen Ziele nicht vertreten, im Gegenteil.
Wir können Ihnen nur empfehlen, das Zwielicht zu beseitigen, weil Ihnen sonst niemand die Überparteilichkeit glaubt."

Es ist nicht selten, daß die Überparteilichkeit, die der SSB für sich in Anspruch nimmt, mit politischer Leisetreterei oder gar mit Neutralität gleichgesetzt wird. Nach kurzer Diskussion wird beschlossen, den Brief beim nächsten „Deutschland-Treff" vorzulesen und dann erst zu antworten.

Ganz anders der nächste Brief, den Trude vorliest:

„Liebe ‚Graue Panther'!
Herrlich finde ich ihre Aktivitäten, die nun auch durchs Fernsehn manchen aufgeweckt haben. Gäb's nur überall solche Initiativen!! Leider ist sowas im ländlichen Bereich wie hier, beinah unmöglich. Daher ist dann gerade im Heim der alte Mensch geradezu zur Entmündigung und zum Stillhalten verurteilt und kann sich gegen die Willkür und Geldmacherei einer Leitung nicht wehren. Was nützt da selbst eine Aufsichtsbehörde, laut Heimgesetz, wenn sie sich zur „Nachschau" zwei Wochen vorher anmelden muß und sich dann noch von einer Leiterin beeinflussen läßt? Als ich vor 23 Jahren meinen Dienst, wie alle vor mir, in einem Altenheim antrat, taten wir es unter christlich-sozialen Aspekten. 8 Jahre hatte das Haus einen guten Ruf unter der Führung eines Mitarbeiterteams. Vor einem Jahr kam dann die große Wende. Geld und Show stehen vor Pflege, Betreuung und Fürsorge. Heimbewohner und Mitarbeiter müssen sich der Willkür einer neuen Regierung beugen. Heimbeirat und Mitarbeitervertretung resignieren. Da ich selbst in der Verwaltung arbeite, die Finanzen kenne und mehr oder weniger hinter die Kulissen sehe, bin ich Tag und Nacht von Gewissensfragen geplagt, in einer echten Zwickmühle. Gäbe ich meine Arbeit auf, um mich nicht mitschuldig zu machen, wäre dies wohl Feigheit und der Sache nicht dienlich, genauso als wenn ich in die neue Richtung mitlaufen würde.

Schwimme ich gegen den Strom, bin ich auch trotz Unkündbarkeit schnell weg vom Fenster. „Schweigepflicht" ist ein jetzt sehr brauchbares Wort seitens der Obrigkeit und meinerseits mit diesem Schreiben schon in etwa übertreten worden. Sehr gern möchte ich wohl für weniger Geld meinen Vorstellungen entsprechend woanders arbeiten, obwohl mir mein jetziger Platz auch lange ein Zuhause war. Jedoch bin ich alleinstehend und noch 13 Jahre auf Einkommen für meinen Lebensunterhalt angewiesen. Bei Ihnen möchte ich hiermit zunächst meine Hilfe in Verwaltungsdingen anbieten und Prospektmaterial erbitten. Anbei ein Unkostenbeitrag und ganz herzliche Grüße und gute Wünsche für ihre großartige Arbeit!"

Alle reagieren mit Schweigen: Soll man sich über die mangelnde Zivilcourage empören oder Verständnis für die duldende Haltung haben? Ist nicht der Mut schon eine Sache, die man unterstützen muß? Die Diskussion, die der Brief auslöst, ist engagiert und von Sympathie getragen: „Ihr ruhiges Gewissen, das sie sich durch den Brief verschafft hat, soll nicht zu ihrem Ruhekissen werden", sagt Trude und schlägt vor, sie zum „Deutschland-Treff" einzuladen.

Die „Grauen Panther" machen es sich mit ihrem Urteil und den Antworten nicht leicht. Schließlich haben sie als ältere Menschen genügend Vorurteile über sich anhören müssen; da gilt es, sich anzustrengen und diese Praxis nicht fortzusetzen. In einem Briefkuvert befindet sich ein Zeitungsausschnitt, ohne Gruß, ohne Anschreiben. In dem Artikel wird über eine Gerichtsverhandlung berichtet: Ein alter Mann ist von einer Straßenbahn angefahren worden. Der Fahrer wurde freigesprochen. Das Empörende an dieser Verhandlung ist jedoch ein Ausspruch des Richters, der mit einem Hinweis auf das Alter des Opfers davon sprach, daß man „bei einem Greis wohl von Altersschwachsinn ausgehen müsse" — so urteilt ein knapp 60jähriger Richter über einen 75jährigen. Die Diskussion über diesen Artikel im SSB-Büro war ein Lernprozeß: erst ereiferte man sich darüber, daß überhaupt ein alter Mann angefahren wurde und dann über die Milde des Urteils. Fast jeder erzählte von ähnlichen Erlebnissen. Erst nach und nach begriffen alle, daß die eigentliche Verletzung in der denunzierenden Bemerkung des Richters lag und nicht in der realen Verletzung des alten Mannes.

Weitere Briefe werden verlesen:

Ein ehemaliger Sozialarbeiter erzählt von seinem Modell eines „Internationalen Zentrums" und fragt, ob die „Panther" Interesse an einen Erfahrungsaustausch haben. Sie haben — und sofort wird eine Einladung an ihn zu einem der nächsten Mittwoch-Nachmittage geschrieben. Übernachten kann der alte Herr, wie alle anderen eingeladenen Gäste auch, bei Mitgliedern.
Ein 60jähriger Frührentner schickt ein vierseitiges Gedicht über das „Leben im Alter", daß am nächsten Mittwoch in der Mensa vorgelesen wird.
Eine neu gegründete „Rentner-Sozialrentner-Partei-Deutschland (RPD)" aus Kiel schreibt, daß sich ihre Interessen mit denen des SSB in vielen Punkten deckt und eine Zusammenarbeit wünschenswert sei. Die „RPD" erhält einen Stapel Informationsmaterial und eine Einladung zum „Deutschland-Treff".
Ein Rentner aus Heidelberg schickt eine detaillierte Stellungnahme zu einem CSU-Entwurf, der vorsieht, Krankenhaus-Patienten an den Verpflegungskosten während des Krankenhaus-Aufenthalts zu beteiligen. Er erhält ein Dankesschreiben und die Bitte, die „Grauen Panther" weiterhin auf dem Laufenden zu halten.

Über 60.000 Briefe enthalten die unzähligen Aktenordner im Büro der Bundesgeschäftsstelle. Ein gewaltiges Archiv unvergleichlicher und ewiggleicher Probleme. Da sind erschütternde Berichte darüber, wie Kinder ihre Eltern ins Altersheim abschieben, wie leichtfertig alte Menschen entmündigt werden. Eheleute schildern anonym ihre Ehestreitigkeiten, Rentnerinnen und Rentner, wie sie von profitsüchtigen Haus- und Grundstücksspekulanten auf die Straße saniert werden.
Aber es gibt auch Schönes, Wunderliches, Rührendes: seitenlange Gebete, die den Panthern Trost bei ihrer Arbeit spenden sollen, sozialpolitische Manifeste und detaillierte Vorstellungen von der „richtigen Altenrebellion".
Die weitaus meisten Briefe aber, sprechen aus Not, Verzweiflung und Angst. Für alte Menschen gibt es keine starke Lobby in Bonn und auch keine Interessenvertretung durch die Wohlfahrtsverbände, denn oft sind gerade sie es, die den Alten das Leben schwer machen. Ihr einziger Hoffnungsschimmer ist der „Senioren-Schutz-Bund", sind die „Grauen Panther". Aber der kann nur so stark sein wie seine Mitglieder...

Senioren-Schutz-Bund, immer dabei!

Wacht auf, wacht auf, seid nicht die dummen Alten,
Wacht auf, wacht auf, behaltet Lebenslust!
Ob graues Haar, ob im Gesicht schon Falten,
Seid stolz darauf, es macht euch selbstbewußt.
Wir bleiben unserm Wahlspruch treu, Senioren-Schutz-Bund, immer dabei!

Man macht so gern Geschäftchen mit den Alten,
Die sind doch alt, was wollen die denn noch,
Nur kasernieren, im Alter uns verwalten,
Wach auf, du Mensch, wach auf, und wehr dich doch!
Wir bleiben unserm Wahlspruch treu, Senioren-Schutz-Bund, immer dabei!

Man soll uns nur die ‚Grauen Panther' nennen,
Senioren-Schutz bedeutet unser Bund.
Die ganze Welt, sie wird uns bald erkennen,
Wir halten Wacht, so wie ein scharfer Hund.
Wir bleiben unserm Wahlspruch treu, Senioren-Schutz-Bund, immer dabei!

Ein bißchen Frohsinn wollen wir behalten,
Kampf gegen Willkür, Einsamkeit und Not!
Um Menschenwürde, um Freiheit für die Alten,
Drum kämpfen wir, das ist uns ein Gebot.
Wir bleiben unserm Wahlspruch treu, Senioren-Schutz-Bund, immer dabei!

Text: Hedi Kepper · Musik: Siegfried Kepper

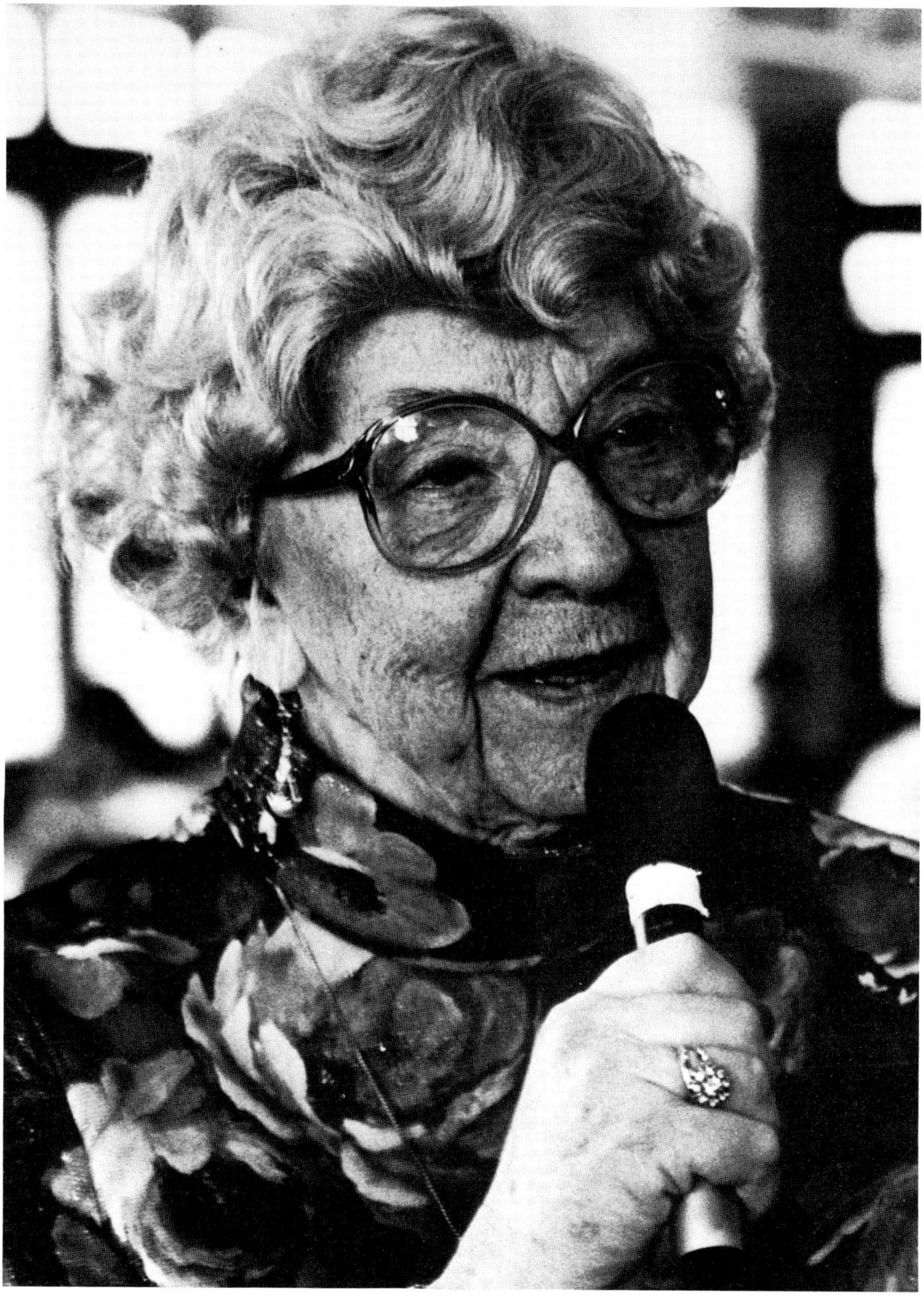

Zeittafel

	1974/75
Nov. 1974	Eröffnung des Kommunikationszentrums „DIE BÖRSE“ und Gründung des „SENIOREN-TREFFS“
29.6.75	„Familienparty“
Juli - Sept. 75	Senioren-Treff in der Volkshochschule
Aug. 75	Wuppertaler Altenheim-Skandal
26.8.75	Gründung des „SENIOREN-SCHUTZ-BUNDES“
	1976
5.2.76	Schweigeprotest vor dem Wuppertaler Rathaus mit dem „Betttuch der alten Dame“
26.4.76	Gründung der „Aktionsgemeinschaft Deutscher Rentner- und Seniorenverbände“ in Bonn
20.5.76	Demonstration vor der Repräsentationsvilla des „Kuratoriums Deutsche Altenhilfe“ in Köln
18.6.76	Schweigeprotest vor dem DRK-Altenheim gegen die Isolation und Diskriminierung von Johannes Brahms
7.11.76	Offener Brief und Unterschriftenaktion zum Altenzentrum „Wuppertaler Hof“
1.12.76	Erste Mitgliederversammlung des SSB
	1977
15.1.77	Protest gegen die Fahrpreiserhöhung

2.3.77	Umzug des SSB-Senioren-Treffs aus der BÖRSE in den Stadtsaal Vohwinkel
22.7.77	Erste Heirat im SSB
10.9.77	VHS-Fest mit dem SSB
28.9.77	Erstes Treffen von 51 Heimbeiräten beim SSB
30.11.77	Umzug des Seniorentreffs vom Stadtsaal-Vohwinkel in die Mensa der Wuppertaler Gesamthochschule

1978

21.3.78	Rentendemo in Bonn
2.5.78	Öffentliche Rentnerversammlung in Vohwinkel
Mai 78	Senioren-Tagung des ADRS
Juni 78	Protest gegen Diätenerhöhung der nordrhein-westfälischen Landtags-abgeordneten
24.10.78	Schweigeprotest-Demonstration zum Fall Brahms in Köln

1979

13.3.79	Diäten-Protest vor dem Düsseldorfer Landtag
März 79	Umzug der Geschäftsstelle des SSB von der Hans-Sachs-in die Bremerstraße
26.4.79	Rückgabe des Bundesverdienstkreuzes von Johannes Brahms
Mai 79	Erste Ausgabe der Zeitung „WIR ÜBER 50“
1.12.79	Eröffnung des Club-Zentrums auf dem Dönberg
13.12.79	Lauf-Protest gegen die Fahrpreiserhöhung

1980

1.2.80	VHS Viersen lädt Trude Unruh aus politischen Gründen wieder aus
19.3.80	Demonstration vor dem Wuppertaler Rathaus gegen die fristlose Kündigung einer engagierten NRZ-Journalistin

19.10.	SSB im „Kölner Treff“
13.11.	Aufnahme eines Altenheim-Flüchtlings aus Ochtrup

1981

9.2.81	Demonstration gegen die Fahrpreiserhöhung
26.3.81	Demonstration vor dem Landgericht Saarbrücken mit verklebtem Mund
21.4.81	Solidaritätsaktion mit Wuppertaler Hausbesetzern
15.6.81	Demonstration in Bonn zum Fall Hillebrand
15.-17.7.	Teilnahme am „1. Hamburger Altentag“
Aug. 81	Aufnahme eines „Flüchtlings aus Trier“ — Josef Gores
22.9.81	Protest vor der Landesversicherungsanstalt Düsseldorf gegen den Rentenskandal
11.11.81	Auszeichnung für Dietmar Schönherr für „denkverbundenen, volkstümlichen Rausrutscher“ — er nannte Reagan ein „Arschloch“

1982

7.1.	Einrichtung einer Schutzwohnung und -Wohngemeinschaft
16.3.82	Demonstration gegen Taschengeld-Kürzung in Bonn
3.4.	Aktionen in Berlin, München, Lübeck
10.6.	Teilnahme an der Friedens-Demo in Bonn
Ende Juli	Teilnahme an der Altenkonferenz der Weltgesundheitsorganisation in Wien
Anfang August	Gemeinsame Presseerklärung mit dem Hessischen Sozialminister Armin Clauss

Fakten

Bevölkerungsstruktur
12 Millionen Bundesbürger sind über 60 Jahre alt, davon sind 62 % (= 7,5 Mio.) Frauen.
Jeder 5. Bundesbürger ist über 60 Jahre alt.
Auf zehn über 65jährige Männer kamen 1977 siebzehn über 65jährige Frauen; 1950 war das Verhältnis 1:1.
Die Lebenserwartung der Männer lag 1977 bei 68,6 Jahren, die der Frauen bei 75,2 Jahren; vor 100 Jahren lag die Lebenserwartung bei 35,6 bzw. 38,5 Jahren.
15,4 Prozent aller Männer sind über 60, 11,7 Prozent gar über 65 Jahren (1871: 7,4 bzw. 4,4 Prozent).
23,3 Prozent aller Frauen sind über 60, 18,3 Prozent gar über 65 jahren (1871: 8 bzw. 4,8 Prozent).
Jeder 6,4. Mann ist über 60 (= 15,4 %); jede 4. Frau (23,2 %).
Jeder 8,5. Mann ist über 65 (= 11,7 %); jede 5,5. Frau (18,2 %)
Jeder 4. Mann ist über 50 (= 2565,4 %); jede 2,8. Frau (= 35,4 %)
Jeder 5. Bundesbürger ist über 60 (= 19,5 %)
Jeder 6,6. Bundesbürger ist über 65 (= 15,1 %)
Jeder 3,2. Bundesbürger ist über 50 (= 30,7 %)

Familienstruktur
Es gibt mehr als Doppelt so viele ledige Frauen zwischen 60 und 70 wie Männer und fast dreimal so viele ledige Frauen über 70 wie Männer.
Es gibt fast halb so viele verheiratete Frauen zwischen 60 und 70 wie Männer und mehr als ein Drittel so viele verheiratete Frauen über 70 wie Männer.
Es gibt fast fünfmal so viele verwitwete und geschiedene Frauen zwischen 60 und 70 wie Männer, aber nur dreimal so viele geschiedene und verwitwete Frauen über 70 wie Männer.
Nur rund 4 Prozent der Männer über 60 sind ledig, jedoch 10 Prozent der Frauen.
Mehr als 3 von 4 Männern über 60 sind verheiratet, aber nur jede 3. Frau (bei den über 70jährigen jede 4.)
Jeder 6. Mann über 60 ist verwitwet oder geschieden, jedoch mehr als die Hälfte der Frauen über 60 sind geschieden oder verwitwet.

Krankheit und Unfall
Fast jeder 3. Kranke und jedes 7. Unfallopfer ist über 65.
Es gibt fast doppelt so viele bettlägrige, kranke Männer und Frauen über 65 wie zwischen 40 und 65 oder unter 15 und fast dreimal so viele wie zwischen 15 und 40 Jahren.
Es sind doppelt so viele Männer und Frauen über 65 in ärztlicher Be-

handlung wie zwischen 40 und 65 und mehr als viermal so viele Männer (fünfmal so viele Frauen) über 65 wie zwischen 15 und 40 und unter 15 Jahren.
Mehr als doppelt so viele Frauen über 65 werden stationär im Krankenhaus behandelt, wie zwischen 15 und 40; bei den Männern sind es sogar dreimal so viel.
Es gibt fast doppelt so viele unfallverletzte bettlägrige Frauen über 65 wie zwischen 40 und 65.
Fast dopelt so viele Frauen über 65 sind nach einem Unfall in ärztlicher Behandlung, wie zwischen unter 40; aber nur halb so viele Männer.
Mehr als jeder 3. Kranke ist über 65 (35 %) (Bevölkerungsanteil 14,6 %) und jeder 7. Unfallverletzte ist über 65.
Mit dem Alter steigt die Krankheitsgefahr und sinkt die Unfallgefahr.
Mehr Frauen als Männer über 65 sind bettlägrige Kranke und in ärztlicher Behandlung; aber mehr Männer über 65 als Frauen sind in stationärer Behandlung.
Viel mehr Frauen als Männer über 65 sind Unfallverletzte.

Behinderte
37,7 % der Behinderten sind über 65 (Bevölkerungsanteil: 14,6 %) 30 % der behinderten Männer sind über und 45,8 % der behinderten Frauen sind über 65. Frauen über 65 sind überdurchschnittlich oft behindert.

Todesursachen
Sechsmal so viele Männer über 65 sterben an Krebs und Herzinfarkt wie der Durchschnitt der Bevölkerung
oder: Männer über 65 sind sechsmal mehr gefährdet, an Krebs oder Herzinfarkt zu sterben als alle anderen.
Viermal so viele Frauen über 65 sterben an Krebs, Herzinfarkt, Störungen der Atmungs- oder Verdauungsorgane, an Unfällen oder Vergiftungen wie der Rest der Bevölkerung.
oder: Frauen über 65 sind viermal mehr gefährdet, an Krebs, Herzinfarkt, Störungen der Atmungs- oder Verdauungsorgane, Unfällen oder Vergiftungen zu sterben, wie die übrigen Altersgruppen.
Siebenmal so viele Männer über 65 und fünfmal so viele Frauen über 65 sterben an Kreislaufstörungen und Hirngefäßerkrankungen wie die übrigen Altersgruppen.

Rente
Es gibt rund 10 Millionen Rentner in der Bundesrepublik. Während sich die Sozialleistungen pro Kopf von 1960 bis 1978 versechsfacht haben, wurden die Sozialleistungen für Alte und Hinterbliebene nur vervierfacht, dabei wurde immer mehr als Geld und immer weniger als Sach- und Dienstleistungen ausgegeben.
Die Aufkommen der Arbeiterren-

tenversicherung haben sich von 1960 bis 1978 versechsfacht, die der Angestelltenrentenversicherung verzehnfacht, der Knappschafts- und Beamtenrentenversicherung verfünffacht, und die der Landwirterentenversicherung vervierzehnfacht.
Die durchschnittliche Rente betrug 1979 1053,40 DM, das sind 45 Prozent des Durchschnittslohns des gleichen Jahres (2302,80 DM). Der Lohn hat sich seit 1957 5,5fach, die Rente nur 4,9fach erhöht.

Erwerbstätige
Während die Anzahl der mithelfenden Familienangehörigen von 1961 bis 1977 insgesamt um mehr als die Hälfte zurückging, stieg der Anteil der über 65jährigen dabei um knapp 30 Prozent.
Ähnlich bei den Beschäftigten in Forst-, Tier- und Fischwirtschaft: hier ging die Anzahl der Beschäftigten von 1961 bis 1977 um mehr als die Hälfte zurück und der Anteil der 65jährigen stieg um 18 Prozent.
Der Anteil der erwerbstätigen Frauen über 65 ist von 1961 bis 1978 um 25 Prozent gestiegen, während der Anteil der insgesamt erwerbstätigen Frauen um 41 Prozent zurückging.

Arbeitslos
13,3 Prozent der Arbeitslosen sind zwischen 55 und 65 Jahren (Männer: 16 %, Frauen 11,2 %).
Die Hälfte dieser Arbeitslosen ist länger als ein Jahr arbeitslos.

Bildung
Nur 12 % der über 60jährigen haben Abitur (15,8 % der Männer, 5,6 % der Frauen); 73,8 % einen Hauptschulabschluß und 14,1 % einen Realschulabschluß

Sozialhilfe
Über ein Drittel (36,5 %) der Sozialhilfeempfängerinnen sind über 65.
Mehr als dreiviertel (78 %) der über 65jährigen Bezieher von Leistungen nach dem Bundessozialhilfegesetz sind Frauen (482000).
40 Prozent aller Sozialhilfeempfänger sind über 50 Jahre, 28,5 Prozent über 65 (618000).
Altenhilfe (nach dem BSHG) bekamen 1970 rund 19000 Personen, 1978 waren es 33000, das ist eine Zunahme von 74,2 Prozent. Während die Empfänger 1970 gleichermaßen innerhalb und außerhalb von Heimen waren, lag die Quote der Empfänger außerhalb von Heimen 1977 bei 9900 zu 23200. Im gleichen Zeitraum wurden die Ausgaben von 14,1 Mio DM (1970) auf 37 Mio erhöht. 1970 wurde an Personen in Anstalten 5,3 Mio und außerhalb 8,8 Mio gezahlt. 1977 wurden an Personen innerhalb von Anstalten 8,4 Mio und außerhalb 28,7 Mio gezahlt. D.h. für die Bewohner von

Heimen, deren Anzahl von 1970 bis 1977 gleich geblieben ist, wurde 158 Prozent mehr gezahlt.
Für einen Bewohner in einer Anstalt wurden 1970 durchschnittlich 535 DM gezahlt, 1977 waren es 848 DM; für einen Empfänger von Altenhilfe außerhalb von Anstalten wurden 1970 rund 967 Mark gezahlt und 1977 gar 1237 Mark.

Heime
4,4 Prozent der über 65jährigen lebten 1979 in Heimen: 2,3 % in Altenheimen, 1,2 % in Pflegeheimen und 0,8 % in Wohnheimen.
Von den 405052 Heimbewohnern über 65 lebten
52,4 % (= 212186) in Altenheimen, 27,1 % (= 109950) in Pflegeheimen und 18,3 % (= 74047) in Wohnheimen.
55,3 Prozent der Heime gehörten gemeinnützigen Trägern, 17,6 % öffentlichen und 27,1 % privaten Trägern. Die Verteilung der Plätze verschiebt das Bild: 63,4 % der Plätze waren in Heimen von gemeinnützigen Trägern, 24 % in denen von öffentlichen und 12,6 % in denen von privaten Trägern. D. h. die privaten Heime sind in der Regel wesentlich kleiner als die anderen.
Wohnheime: 41,2 % von öffentlichen Trägern, 47,5 % von gemeinnützigen und 11,3 % von privaten Trägern.
Altenheime: 16 % von öffentlichen, 55,3 % von gemeinnützigen und 28,7 % von privaten Trägern.
Pflegeheime: 12,2 % von öffentlichen, 34,1 % von gemeinnützigen und 53,7 % von privaten Trägern.
D. h. je privater die Heime, desto mehr Pflegecharakter.

Adresse:
Senioren-Schutz-Bund
„Graue Panther“ e.V.
Bundesgeschäftsstelle und
Clubzentrum
Dönberger Straße 92
5600 Wuppertal 1
Telefon (0202) 70 10 03

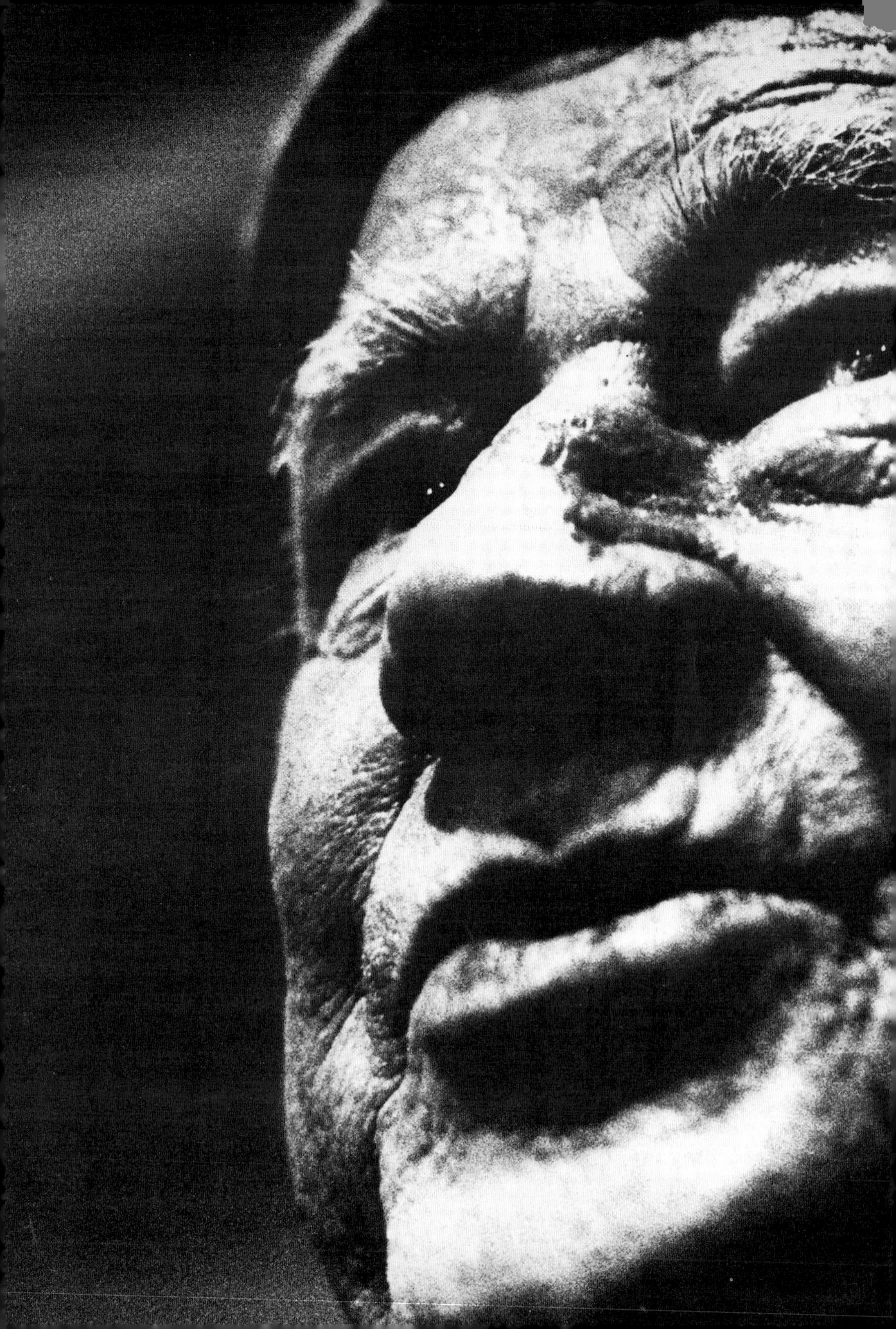

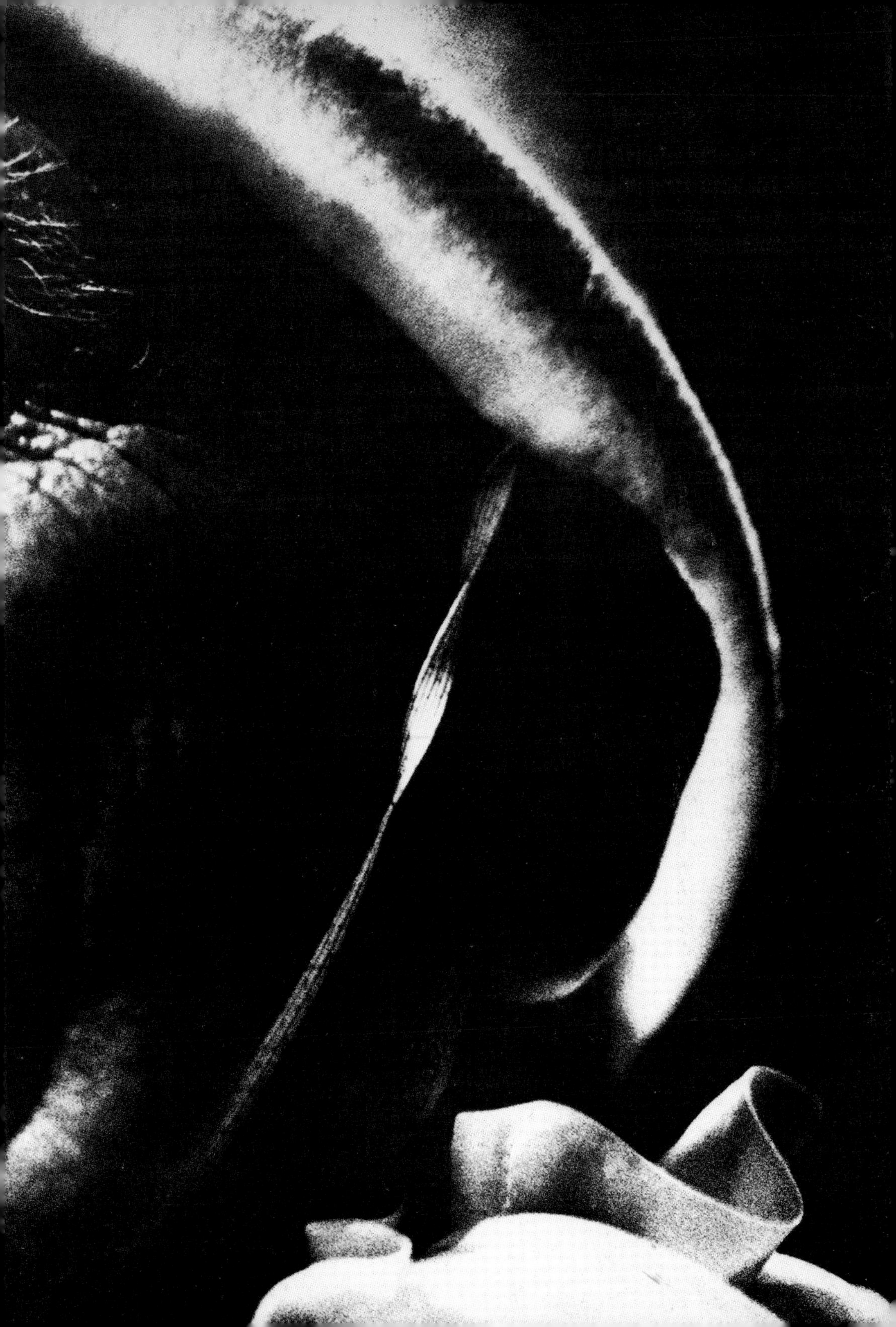